¿Estresado yo?

Tips para manejarlo día a día

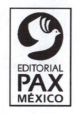

EDITORIAL
PAX
MÉXICO

¿Estresado yo?

Tips para manejarlo día a día

María Elena Maroto

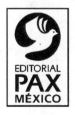

EDITORIAL **PAX** MÉXICO

EL LIBRO MUERE CUANDO LO FOTOCOPIAN

Título de la obra:¿*Estresado yo? Tips para manejarlo día a día*

COORDINACIÓN EDITORIAL: Gilda Moreno Manzur
DIAGRAMACIÓN: Ivette Ordóñez P.
PORTADA: Victor Gally

© 2015 Editorial Pax México, Librería Carlos Cesarman, S.A.
     Av. Cuauhtémoc 1430
     Col. Santa Cruz Atoyac
     México DF 03310
     Tel. 5605 7677
     Fax 5605 7600
     www.editorialpax.com

Primera edición
ISBN 978-607-9346-77-5
Reservados todos los derechos
Impreso en México / *Printed in Mexico*

ÍNDICE

Prólogo vii

Introducción xi

1. El estrés, ¿una moda o una realidad? 1
   ¿Qué es el estrés? 3
   Un momento para reflexionar 6
   Analizando mi historia 6
   Manos a la obra.. 8
   Valora tu nivel de estrés 11
   Un momento para reflexionar 16
   Manos a la obra.. 17

2. ¡Los detonadores del estrés acechan! 21
   Detonadores internos del estrés 22
   Un momento para reflexionar 24
   Analizando mi historia 25
   ¡Las siempre presentes expectativas! 26
   Manos a la obra.. 28
   Creencias 30
   Manos a la obra.. 32
   Detonadores externos del estrés.............................. 35
   Un momento para reflexionar 37
   Manos a la obra.. 38
   Analizando mi historia 39
   Manos a la obra.. 41

3. Indicadores del estrés 45
   Cambios emocionales y de comportamiento 45
   Analizando mi historia 50
   Un momento para reflexionar 51
   Manos a la obra.. 53
   La capacidad de observarse 55

Manos a la obra.. 55
Cambios físicos y de salud 59
Analizando mi historia 61
Manos a la obra.. 63
Niveles de estrés 66
Manos a la obra.. 67

4. Mejorando la calidad de vida 73
Analizando mi historia 74
Un momento para reflexionar 76
Manos a la obra.. 78
Mejorando las relaciones 81
Analizando mi historia... 83
Manos a la obra.. 87
Organizando y planificando tu vida cotidiana 90
Analizando mi historia 91
Un momento para reflexionar 93
Manos a la obra.. 94
Mejorando el espacio personal.............................. 97
Un momento para reflexionar 98
Manos a la obra.. 100
Respirando y meditando 102
Manos a la obra.. 103

5. El estrés en los niños 111
Generadores de estrés en casa 112
Manos a la obra.. 116
Generadores de estrés en la escuela 119
Los efectos del estrés en los niños 122
Manos a la obra.. 125
Aprender a diario 128
Generadores de estrés en la sociedad.................... 128
Manos a la obra.. 131
Repercusiones psicológicas del estrés 133
Repercusiones físicas del estrés............................. 134
Manos a la obra.. 135

Bibliografía... 143

PRÓLOGO

Estimado(a) lector(a):

Todos padecemos de estrés alguna vez, en mayor o en menor grado, a lo largo de nuestra vida. Sin embargo, existen factores, aparte del estrés, que deterioran nuestro rendimiento profesional y nuestro estado de ánimo. Si solo existiese el estrés, no habría, por poner un ejemplo, personas que hicieran trabajos agotadores.

En nuestra vida cotidiana, el estrés aparece escondido en forma de tensión mental o física. Bajo circunstancias normales, no debería hacer acto de presencia en nuestras vidas. En el trabajo, es la presión necesaria para conseguir objetivos concretos.

Cuando aumenta el estrés, empezamos a sentir que no controlamos nuestros actos, que actuamos sin rumbo y, casi siempre acabamos agobiados y desbordados. Si llegas a padecer estrés algún día, verás cómo afecta nuestra capacidad de raciocinio e incluso nuestro buen juicio.

¿Cómo impedir que el estrés aparezca en nuestra vida? En su libro María Elena Maroto nos lleva de la mano para analizar nuestra historia de vida y valorar el nivel de estrés al que estamos sometidos. Debemos conocer de antemano sus síntomas y tomar precauciones antes de que sea demasiado tarde. Afortunadamente, nunca es tarde para comenzar.

Manifestamos los síntomas del estrés cuando las presiones que nos rodean llegan a ser excesivas. Sin embargo, algunas personas no se dan cuenta de que su desasosiego se debe a este mal. Tampoco se dan cuenta de que, si fueran capaces de reconocer los signos del estrés, podrían enfrentarlo. A veces el estrés se manifiesta en el individuo porque adopta tratamientos inapropiados para combatirlo. El método que ha elegido aumenta en lugar de disminuirlo.

El estrés, en sí mismo, no debilita. El estrés positivo activa nuestra energía y nos impulsa a buscar retos y desafíos. Sin embargo, el estrés negativo origina que tengamos sentimientos encontrados sin saber por qué. En consecuencia, es necesario descubrir primero el tipo que estamos padeciendo (positivo o negativo). Será el único modo de llegar a controlarlo, por lo que es indispensable darnos cuenta de los detonadores estresantes que nos acechan.

El hombre actual responde ante más amenazas que las que enfrentaba en la prehistoria, es decir, que el estrés vive con nosotros y no desaparece. Necesitamos ser conscientes de nuestras reacciones emocionales ante cualquier situación, ya sea adversa o benéfica. Nuestro grado de estrés vendrá determinado según reaccionemos ante una amenaza, y cómo será nuestra interpretación de esa amenaza. Por eso nuestras creencias, junto con el ambiente, son los detonadores sobre los que debemos reflexionar.

El estrés se origina por varias causas, bien de acontecimientos externos y ajenos a cualquier decisión personal, o bien, de impulsos internos provenientes del propio comportamiento de la persona. Conocer cuáles son nuestras obligaciones y responsabilidades individuales, puede ayudarnos a conocernos a nosotros mismos y a observar cómo nuestro comportamiento puede variar cuando estamos bajo tensión.

Es bueno darnos cuenta de que la conjunción de presiones que inciden en nuestra vida y en nuestro trabajo, puede acumularse y producir estrés. Cuando hayamos precisado con claridad cuáles son estas presiones, podremos iniciar un cambio de actitud para reducir su efecto potencial y perjudicial, y para esto es necesario, como lo propone María Elena, que analicemos nuestra historia.

Reducir el estrés supone disminuir el nivel de tensión acumulada y no perder el control en situaciones comprometidas. Ahora bien, no es necesario llevarlo a cuestas, en solitario. Podemos buscar apoyo y ayuda externa, aunque lo mejor sería que nos impusiéramos un programa individualizado para aliviar nuestro cuerpo y alma. Si mejoramos el entorno cotidiano, seremos capaces de encontrar ese documento importante que hemos perdido en la mesa o traspapelado en una carpeta, sin enfurecernos o frustrarnos.

Si tenemos la fotografía de una playa en nuestra mesa, dejemos volar nuestra imaginación hacia ese lugar durante unos segundos, después tornaremos al trabajo llenos de energía. También relajar nuestra mente y cuerpo voluntariamente antes de dormir nos aliviará de la tensión acumulada durante el día. Una vez que conozcamos los remedios de relajación a corto plazo, nos animaremos a desarrollar un método más duradero para eliminar el estrés mejorando las relaciones, organizando y planificando nuestra vida cotidiana e incluso nuestro espacio personal.

El estrés no surge espontáneamente, tiene un origen. Si nos enfrentamos a una situación nueva, conviene recordar nuestras vivencias anteriores y experiencia personal, y aprovechar nuestra sabiduría a la hora de tomar una decisión. Llevar una alimentación sana, practicar un deporte con regularidad y aplicar alguna estrategia para hacer frente a las preocupaciones, son métodos prácticos para reducir el estrés.

Cuando asumimos una actitud positiva frente a la vida, en el trabajo modificamos nuestra manera de pensar y el modo de enfocar el estrés. Si ahuyentamos los pensamientos negativos, los que nos dictan los sentimientos, nos encontraremos con una energía renovada y con más autoestima para retomar el control de nuestra vida.

Por todo lo anterior, este libro adquiere importancia ya que nos ayuda a entender cómo el estrés afecta nuestra vida.

María Elena Maroto nos propone diversos métodos para vencerlo, abordando con un lenguaje claro y sencillo, de forma amena, los aspectos teóricos, y nos invita a reflexionar sobre nuestras necesidades de crecimiento personal. Asimismo, nos ofrece algunas formas creativas para disminuir el estrés de la vida cotidiana y favorecer así una mejor calidad de vida.

Yolanda Coggiola Suárez
Maestra en Terapia Gestalt

Introducción

Estoy segura de que si tomaste este libro en tus manos, es porque estás consciente del nivel de estrés que hay en ti y a tu alrededor. Cada vez es más común ver personas afectadas por este problema: tensas, irritables, con cambios constantes en su estado de ánimo, incluso algunas que han desarrollado diferentes enfermedades relacionadas con el estrés.

En mi consultorio comencé a tener cada vez más pacientes que reportaban conflictos en sus relaciones afectivas, estados de ansiedad, crisis de pánico y enfermedades de todo tipo. Al analizar sus casos, pude percatarme de que todos tenían un factor en común: se sentían frustrados, no sabían cómo manejar tanto situaciones cotidianas como conflictos mayores. Frecuentemente coincidían en comentarios como éstos: "por más que intento, no salgo adelante", "trato de comunicarme con los demás y no tengo buenos resultados", "continuamente peleamos y no llegamos a un acuerdo", "mis hijos son agresivos y rebeldes", "todo me molesta", etcétera. Muchos tenían sentimientos de impotencia para manejar las situaciones que estaban viviendo. Me hacían comentarios acerca de cómo era la vida antes y concluíamos que nuestros padres tenían un gran control sobre nosotros: simplemente volteaban a vernos y ya sabíamos qué teníamos que hacer, ya fuera quedarnos callados o salirnos en ese momento. Los niños de ayer no participábamos abiertamente en las pláticas de los adultos, había secretos en la familia que por supuesto no compartían con nosotros; nuestros padres eran quienes decidían lo que se debía hacer –por ejemplo, adónde íbamos a comer o qué debíamos comprar– y los hijos no participábamos en la toma de decisiones. En cambio, la generación actual de adolescentes y niños es mucho más participativa en todos los ámbitos, tanto familiares como escolares y sociales. El niño actual no se siente intimidado si el padre voltea a verlo para indicarle que se calle; ahora los niños intervienen en las conversaciones dando su punto de vista, y presionan fuertemente a los padres para lograr aquello que quieren. Algunos padres me comentan que quieren tener o tienen una relación de amigos o hermanos mayores con sus hijos. Entonces les pregunto: ¿no hay padres? En su libro *Órdenes del amor*, Bert Hellinger dice que en una familia siempre debe existir un orden, que es el siguiente: el padre, la madre y los hijos. En el momento que se desequilibra esto, también se desequilibra la vida familiar y los hijos no se sienten sostenidos por los padres, pues se les convoca a jugar un papel que no les corresponde; si no existe orden, reglas claras y amor en la familia, se va generando mucho estrés, tanto en los adultos como en los niños.

Otros elementos generadores de estrés tienen su origen en los adelantos tecnológicos. La presión publicitaria para tener, tener y tener, así como el bombardeo de estímulos visuales y auditivos; aunado a esto, aunque no menos importantes, están el clima de inseguridad y el deterioro del medio ambiente. Estos cambios en la vida cotidiana exigen una capacidad de ambientación del ser humano; afortunadamente, muchos logramos adaptarnos aun cuando hayamos pasado por experiencias dolorosas y de gran presión. Me comenta un amigo; "o te adaptas o te adaptas, no hay otra". Sin embargo, sí hay otra opción, que es precisamente la inadaptación que sufren muchas personas y que les provoca vivir con temor, frustración, impotencia y enfermedades. Todas estas situaciones nos afectan tanto externa como internamente e incrementan nuestro nivel de estrés.

En este libro encontrarás ejercicios sencillos para reducir y controlar tu estrés, para ayudarte a hacer cambios importantes en tu vida y para brindarte la oportunidad de reflexionar, en cada capítulo, y lograr un mayor conocimiento de ti, en todos los ámbitos.

En el primer capítulo aprenderás qué es el estrés y a medir en qué nivel te encuentras mediante un cuestionario sencillo. Muchas veces pensamos que los eventos que vivimos no tienen relación con nuestro estado de ánimo; sin embargo, con frecuencia producen cambios en nuestra vida. Al analizar mi historia personal, en cada uno de los capítulos, pretendo compartir mi experiencia contigo para mostrarte cómo me fui percatando del aumento en mi nivel de estrés y cómo fui relacionándolo con cambios en mi estado de ánimo, en mi salud y en mis relaciones con los demás.

El segundo capítulo habla de los detonadores del estrés. ¿Tú sabes qué te detona o qué te provoca estrés? La vida diaria nos expone a un sinnúmero de situaciones, personas, creencias, expectativas, etcétera, que nos provocan estrés. Además, el ambiente en el que vivimos, está lleno de tensiones y presiones: los espacios tan reducidos, el contacto involuntario con personas desconocidas, la interminable fila de espera en algún lugar, los largos tiempos para desplazarnos de un sitio a otro, la obligación de cumplir todos nuestros compromisos, entre otros. Con la lectura de este capítulo podrás ampliar tu visión de cada uno de los elementos que desencadenan tu estrés; con tu reflexión y con los ejercicios que propongo, podrás disminuirlo y lograr los cambios que requieras.

Los cambios que se producen en la persona, tanto en su comportamiento como en su salud física y emocional, son el tema del tercer capítulo. El ser humano funciona como un todo; por lo tanto, la manera en que el estrés pueda afectarte no se limita a un solo nivel. A veces no nos damos cuenta de que si estamos de mal humor, tristes o deprimidos, se debe al estrés. La intención de este capítulo es que logres identificar las tres etapas por las que atraviesas en una situación estresante, a fin de que tomes conciencia y no sigas aumentando el estrés. La identificación de los sentimientos te permitirá hacer una reflexión acerca de cómo te encuentras en cada momento, cuáles son tus sentimientos presentes y cómo respondes a los demás. El ejercicio que propongo aquí, "El observador", es una herramienta práctica e interesante para conocerte y darte cuenta de cómo te relacionas en tu vida diaria.

En el cuarto capítulo no podía faltar una tarea tan importante: mejorar la calidad de vida. ¡No basta con comprar un libro sobre manejo del estrés! Si en realidad quieres cambiar y mejorar tu salud, necesitas llevar a cabo ejercicios para el control del estrés, así como desarrollar la reflexión y la conciencia de tu Ser. Comprometiéndote en esta tarea, por supuesto que podrás recuperarte a ti misma(o), mejorar tus relaciones y modificar tu entorno. Como dije, eres un todo, y esto incluye tu ambiente; por eso es importante este capítulo, para que puedas analizar cómo están organizados tu vida, tu trabajo, el ejercicio, tus relaciones sociales, tu familia, etcétera, e incluir una revisión de tu espacio personal que es tan necesario para sentirte y estar bien. Además, en este capítulo incluyo algunos ejercicios de meditación. Decía un maestro que entra tanta información y son tantos los estímulos que recibimos, que para poder asimilarlos y acomodarlos necesitamos un espacio de silencio, a fin de no volvernos locos.

En el quinto y último capítulo abordo el tema del estrés en los niños, quienes tristemente también se ven afectados por este mal. Seguramente todos estamos de acuerdo en que el niño debería poder disfrutar, jugar, aprender sin tanta presión, desarrollarse en todos los aspectos y vivir en ambientes amorosos, sanos y seguros. Desgraciadamente no es así, y esto tiene muchas implicaciones para ellos a nivel físico, emocional, de comportamiento y de salud. Es por eso que con esta lectura te invito a apoyar a los niños, escuchándolos, respetándolos, enseñándoles a respetar a los demás y a expresar sus sentimientos de una manera adecuada, para que puedan tener una vida más plena y entre todos podamos construir un mundo mejor.

Con este libro te invito a explorar, reflexionar, practicar, aprender e implementar acciones para **sanar tu yo interno y compartir con los demás**.

1. EL ESTRÉS, ¿UNA MODA O UNA REALIDAD?

Está de moda decir "es que estoy estresado". En ocasiones, con esta frase pretendemos disculparnos por una conducta poco amigable; sin embargo, es una realidad que el estrés es la enfermedad del siglo y está afectando a un gran número de personas.

El estrés genera muchas enfermedades. En su libro *El estrés*, Jean Benjamín Stora presenta un cuadro en donde, con base en la respuesta inadecuada del sujeto a un evento estresante, pueden presentarse síntomas como úlcera gástrica, estreñimiento, diarrea, colitis, estados de fatiga, migrañas, hipertensión, artritis, diabetes y síncope por vaso-depresión.

Todas las personas tienen la capacidad de reaccionar o responder ante situaciones de amenaza o tensión; sin embargo, cada una difiere en la habilidad para adaptarse al estrés repetitivo o continuo. Cuando no ha habido una adaptación adecuada a estos estímulos adversos, surgen cambios emocionales o mentales o síndromes psicosomáticos.

Tal vez te preguntes cómo podemos guardar la calma en estos días. La época que nos ha tocado vivir está llena de cambios y grandes sorpresas. Algunas son muy positivas para el desarrollo de la humanidad; por ejemplo, hemos sido testigos de avances científicos increíbles, como el desarrollo de nuevos medicamentos que ayudan a las personas a sanar o a evitar ciertas enfermedades. Los avances médicos también han posibilitado los transplantes de órganos y cambios en los paradigmas de enfermedades tan graves como la parálisis cerebral.

Asimismo, ha habido grandes adelantos en el campo de la ingeniería. Las computadoras, por ejemplo, cada vez tienen mayor capacidad de memoria y nuevos usos que facilitan la vida diaria. Sin embargo, cuando adquirimos un modelo nuevo, a los pocos meses ya es obsoleto, por lo que algunas personas sienten la necesidad de adquirir un modelo más reciente y con mayor capacidad.

Por otra parte, cada vez disponemos de más información acerca de la física cuántica; nuevos libros y películas nos explican cómo se generan el comportamiento y los sentimientos en el ser humano, así como la manera en que cada persona crea su propia realidad.

La capacidad del ser humano para generar nuevos inventos es sorprendente. Sin embargo, también debemos reconocer que existen aspectos negativos en este mundo tan vertiginoso en que vivimos. Nuestra capacidad para asimilar la información es limitada y, ante el bombardeo de la información diaria, nuestra memoria se satura y no podemos digerir tantos datos.

Otra realidad cotidiana es el desmedido crecimiento poblacional en las grandes ciudades, el cual está acompañado de un mayor índice de delincuencia, asaltos, robos, secuestros y asesinatos, lo que, por supuesto, ocasiona un alto nivel de estrés.

Poco a poco hemos ido perdiendo ese espacio tan vital para el ser humano. Perdemos identidad al formar parte de la gran masa que se amontona en el metro, en los camiones y en los grandes embotellamientos. Esta masificación desvirtúa el contacto humano.

Así, para algunas personas, el bombardeo publicitario constante, que las induce a comprar sin medida, se contrapone con sus limitadas posibilidades económicas; para otras, la información alarmante en los medios de comunicación es un factor de estrés, y otras más sienten perdida su identidad en la masificación de las grandes ciudades. Todas estas situaciones son generadoras de altos índices de tensión.

El estrés no es una moda, es una realidad.

¿QUÉ ES EL ESTRÉS?

Primero intentaré explicar en qué consiste el estrés e iré intercalando ejercicios que te ayudarán a lograr una mayor conciencia de tu nivel de estrés, así como diferentes técnicas para salir de esos momentos provocados por éste.

La palabra estrés proviene del latín *stringere* y significa apretar, oprimir, atar; también se entiende como un sentimiento de abandono, impotencia y soledad.

Algunos diccionarios definen el estrés como la respuesta inespecífica del organismo a diferentes eventos. También se puede definir como todo recargo físico o psíquico sobre un organismo vivo, es decir, es el síndrome que se manifiesta frente a un evento.

Por lo tanto, podemos concluir que el estrés es inherente al ser humano y necesitamos cierta dosis en nuestra vida cotidiana. Una cantidad adecuada de estrés nos ayuda a tener una vida activa y sana; una cantidad insuficiente nos debilita, no nos permite concentrarnos y nos provoca apatía; finalmente, un exceso de estrés nos provoca tensiones, cambios emocionales y enfermedades.

El estrés es indispensable para posibilitar la respuesta de una persona ante un evento; en ese momento el cerebro recibe información de este requerimiento de esfuerzo, manda la señal al cuerpo y al sistema endocrino, y, a través de las diferentes glándulas, genera adrenalina, noradrenalina y cortisol, que son las sustancias que preparan al cuerpo para la acción: el corazón late más rápido y bombea más sangre y oxígeno a las zonas que lo requieren.

Alexander Lowen refiere que la norepinefrina es la "hormona de la lucha" y actúa movilizando a los órganos del cuerpo, incluyendo al corazón, para hacer frente a una amenaza. Si la persona actúa adecuadamente frente al estímulo amenazante, la hormona habrá cumplido su función y la persona no resiente ningún efecto posterior en su cuerpo; por el contrario, si la persona no logra una respuesta apropiada, el estrés se acumula y puede ocasionar diferentes manifestaciones en su cuerpo.

Mientras que el corazón es un músculo involuntario que se contrae y relaja para mandar sangre y oxígeno a todo el cuerpo, los músculos voluntarios (como los de piernas, brazos, abdomen y cara) son controlados por la persona, pero igualmente unos se contraen al mismo tiempo que otros se relajan para lograr el movimiento.

Cuando mandamos alguna información de alerta a nuestro cuerpo, aunque no hagamos ningún movimiento, el cuerpo se dispone para el ataque, la huida o la tensión requerida para el no movimiento. Estas respuestas son adecuadas; sin embargo, necesitamos regresar después a un estado corporal natural; si mantenemos el estado de contracción o tensión durante mucho tiempo y constantemente, el cuerpo empieza a sufrir cambios en el equilibrio organísmico, lo cual afecta la salud física y emocional, generando así una distensión o un dolor muscular, algún problema gástrico, dolores de cabeza, mareos, náuseas, cambios de estado de ánimo, conflictos en las relaciones interpersonales e incluso enfermedades mayores.

Todas estas manifestaciones frecuentemente son repercusiones de niveles inadecuados de estrés.

Tanto en sesiones de terapia como en mi vida diaria he visto diferentes personas con síntomas generados por el estrés, y me llama la atención que ninguna de ellas piensa que pueden deberse a los niveles de estrés que manejan.

¿Y por qué no vamos a generar altos niveles de estrés? Lo que he podido percibir es que soy bombardeada por la publicidad, la que me dice lo que debo tener, cómo debo vestirme, qué perfume usar, si debo o no tener un auto nuevo, una casa o salir de viaje; son tantas las necesidades impuestas que en ocasiones me he sentido bastante presionada y frustrada por no lograr todo lo que, según otros, "requiero para ser feliz".

Roberto, uno de mis pacientes, decía que tenía muy claro qué quería hacer de su vida. Era un profesional que dedicaba el 80% de su tiempo a trabajar, a generar recursos económicos para lograr una estabilidad para su vejez. Uno de sus sueños era jubilarse para estar con su familia, disfrutarla y salir juntos, pues no había tenido tiempo de hacerlo; también quería pintar, leer y compartir con un grupo de amigos y estar tranquilo. Sin embargo, para su sorpresa, cuando se jubiló, regresó a su casa y tanto sus hijos como su esposa ya habían logrado hacer una vida aparte de la de él: no podían ni sabían relacionarse con él. Roberto no entendía lo que pasaba, se decía: "pensé que estarían felices con mis nuevos planes. Tantos años trabajando y todo mi sueño se vino abajo". Lo que me reportaba la familia es que él era una persona agresiva, enojona y enfermiza con quien no se podía hablar, todo le irritaba y quería que ellos fueran diferentes. Tampoco existía un grupo de amigos. Roberto vio cómo su familia se derrumbaba y, frustrado por todo esto, llegó a consulta conmigo.

Mi paciente había acumulado un gran nivel de estrés a lo largo de su vida; su estado emocional variaba todo el tiempo. Sin darse cuenta fue perdiendo la comunicación con su familia cercana y sus amigos, y su relación con los demás en el trabajo era muy variable y superficial. Tenía varios problemas de salud: todo el tiempo sufría dolores de cabeza, gastritis, dolores musculares y también llegó a experimentar crisis de ansiedad y estados depresivos fuertes.

Al principio el estrés no se nota; sin embargo, en el caso que comento, al percatarse de su frustración, de su pérdida de salud y su incapacidad para comunicarse con los demás, Roberto pudo ver los focos de alerta que había en su vida. Como Roberto, existen muchas personas que solo ante la crisis se dan cuenta del nivel de estrés que han acumulado; por eso es importante que hagamos conciencia de cómo manejamos el estrés en nuestra vida diaria.

Un momento para reflexionar

Quiero pedirte que te tomes unos instantes para contestar las siguientes preguntas. Trata de ser totalmente honesta(o) contigo; a nadie tienes que comentárselas, solo son para ti, aunque es cierto que a veces es más doloroso decirse la verdad a uno mismo.

- ¿Es agradable para ti estar donde estás en este momento de tu vida?
- ¿Cómo te sientes contigo misma(o)?
- ¿Tu estado emocional es cambiante o estable?
- ¿Tu estado de salud es adecuado?
- ¿Te sientes feliz con lo que haces?
- Solo analiza cómo estás y cómo te sientes al respecto.

Analizando mi historia

Para mí, el manejo apropiado del estrés ha sido todo un proceso. Como muchas personas, también pasé por dolores de cabeza, tuve gastritis, colitis, incluso desarrollé herpes por estrés. Si intento hacer un análisis de mi vida, ahora puedo percatarme de cómo fue cambiando mi estado de ánimo: de ser una persona alegre que me divertía en cualquier lugar, dormía bien, disfrutaba de la naturaleza, jugaba y podía crear en mis fantasías para después materializar lo que había visualizado, me convertí en una persona cada vez más presionada, menos optimista, más preocupada, que quería dar gusto a los demás y cubrir sus expectativas, lo que, por cierto, ¡nunca pude hacer!

En mi caso, puedo darme cuenta de que el estrés se apoderó de mí cuando perdí mi centro, es decir, cuando de pronto no supe lo que quería, ni lo que era adecuado para mí, ya que me dejé llevar por lo que decían los demás acerca de cómo debía ser, qué debía hacer y cuánto debía tener.

Cuando me sucede esto, me instalo en un hacer, hacer y hacer, sin saber hacia dónde voy y, por supuesto, sin encontrar el final del camino.

Recuerdo que la primera vez que contesté estas preguntas no quería confesarme mi frustración. Tampoco quería ver a quién pretendía darle gusto y para qué, incluso me disculpaba conmigo en todo momento, pero no era una disculpa para *entender* lo que me había pasado, sino un pretexto para *no ver* lo que me había pasado y así poder culpar a los demás. Me resultaba más fácil ser la víctima de las circunstancias que responsabilizarme de mi forma de actuar.

Cuando respondo automáticamente a situaciones que percibo amenazantes, mi respiración cambia: la retengo o empiezo a respirar más rápido. También puedo percatarme de la manera en que tenso mis músculos y asumo una actitud de alerta. En una ocasión manejaba mi auto y me detuve cuando el semáforo cambió a rojo. Estaba tranquila esperando la señal de siga, cuando de pronto vi a un hombre que observaba todos los coches que estaban a mi alrededor; pasó justo frente a mí, por lo que me di cuenta de que tenía una pistola en la mano. En ese momento sentí claramente cómo corté mi respiración y todo mi cuerpo se contrajo; me quedé un momento paralizada y mantuve mi atención en lo que él hacía. En ese momento cambió el semáforo y continué avanzando. Unas calles después empecé a sentir frío en todo el cuerpo y cuando llegué a mi casa, me temblaban las piernas y me sentía un poco mareada. Tardé un largo rato en equilibrarme.

Cuando prolongo o intensifico una respuesta de estrés como la anterior (tensión muscular, respiración cortada, estado de alerta), esto afecta mi salud, ocasionándome dolor de cabeza o molestia en alguna parte de mi cuerpo. Mi respiración es entrecortada, no puedo poner suficiente atención en lo que hago sino que quisiera salir corriendo. Mi estado emocional hacia los demás cambia: estoy irritable, intolerante o molesta, y estando así es fácil que provoque conflicto con los otros y malestar conmigo misma.

Lo primero que tuve que hacer cuando decidí poner mi estrés bajo control fue aprender a distinguir cuándo estaban tensos mis músculos y cuándo estaban relajados. Fue interesante darme cuenta de cómo me había acostumbrado a la tensión y al dolor continuo que ésta provoca. El estrés ya era parte de mí y prácticamente no recordaba la sensación del "no dolor".

MANOS A LA OBRA

Ejercicio Tensión, relajación

Objetivo: este primer ejercicio te ayudará a estar consciente del nivel de tensión y relajación de tus músculos, a identificar si hay dolor o molestia y a alcanzar un mayor estado de relajación.

Lugar: puedes realizar este ejercicio en cualquier lugar.

Posición: puedes adoptar cualquier posición, sentada(o), acostada(o) o de pie, como te sientas más cómoda(o).

Materiales: tu propio cuerpo.

Duración: 15 a 20 minutos.

Indicaciones

- Lee el ejercicio antes de hacerlo y, si te es posible, graba las indicaciones con voz pausada. Después cierra tus ojos y sigue las instrucciones o recuerda lo leído y llévalo a cabo.

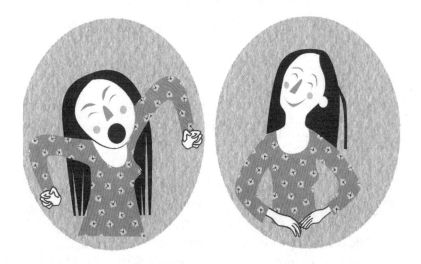

- En la posición que elegiste, siente cómo está acomodado tu cuerpo, en qué partes tienes más apoyo o si está equilibrado.

- Observa y siente cada parte de tu cuerpo y revisa si hay alguna tensión o molestia.

- Tal vez puedas percibir cómo es tu respiración, si es profunda o entrecortada. No hagas nada para cambiar esta forma de estar, solo percíbela.

- Ahora empieza a tensar cada parte de tu cuerpo.
- Inicia por tus pies. Levanta las puntas y observa cómo se tensan tus pies. Mantenlos tensos durante cinco segundos. Ahora relájalos.
- Sigue ahora con tus pies y tus pantorrillas. Tensa tus piernas de las rodillas hacia abajo. Mantenlas así durante cinco segundos y relaja.
- Ahora tensa pies, pantorrillas y muslos. Mantenlos así un momento y relaja.
- Continúa sumando la tensión, incluyendo tus glúteos y tu abdomen. Mantenlos tensos y relaja.
- Tensa pies, pantorrillas, muslos, glúteos, abdomen, talle y hombros. Mantén la tensión lo más que puedas y relaja.
- Incluye ahora tus brazos y manos. Mantenlos tensos y relaja.
- Tensa ahora todo tu cuerpo: pies, pantorrillas, muslos, glúteos, abdomen, talle, hombros, brazos, manos, cuello, cara y cabeza. Mantén una gesticulación con tu boca y tus ojos apretados. Sostén la tensión en todo tu cuerpo durante cinco segundos y relaja.
- Por último tensa todo tu cuerpo, y mantenlo lo más tenso que puedas, pero en esta ocasión ve relajándolo poco a poco: relaja tu cabeza, después tu cara, tu cuello, y así sucesivamente hasta llegar a tus pies.
- Mantén un momento la posición en que te encuentras y siente tu cuerpo. Trata de percibir cómo es tu respiración y permite que fluya libremente.
- Comienza a realizar poco a poco, sin forzarte, cualquier movimiento que necesites. Ve abriendo lentamente los ojos y observa todo lo que te rodea.
- Registra en las siguientes líneas tu experiencia con este ejercicio y describe las sensaciones que percibiste al realizarlo.

Autoobservación

_____

_____

_____

_____

_____

_____

El registro de estos datos te ayudará a medir tus avances.

VALORA TU NIVEL DE ESTRÉS

Como comenté, en ocasiones es difícil notar si tenemos o no estrés y qué nivel ha alcanzado en nuestra vida cotidiana.

El siguiente cuestionario te ayudará a identificar cómo respondes a diversas situaciones de estrés en tu diario vivir.

En la escala Holmes-Rahe cada evento que se menciona tiene un valor con respecto al estrés. Este valor se indica a un lado de cada frase y también hay una línea donde anotarás el nivel que consideras que tienes respecto a ese evento. Por ejemplo, el divorcio tiene un valor de 73 puntos; si yo estuviera en un proceso de divorcio en este momento, en la línea de mi nivel pondría 73, pero si hace un año que me divorcié y considero que todavía estoy un poco afectada, tal vez ponga en mi nivel un puntaje de 40, o si me divorcié hace cinco años, tal vez lo valore en solo 20 puntos. Si tú no estás pasando, ni has pasado por una situación de divorcio, en tu nivel anota 0.

En la columna denominada "Tu nivel", escribe la puntuación que consideres adecuada para cada situación; cuando termines, suma todos los puntos.

Si no aplica para ti alguna de las preguntas anota 0 en tu nivel.

Escala Holmes-Rahe
Para la valoración del estrés

EVENTO DE LA VIDA	VALOR	TU NIVEL
Muerte del cónyuge o pérdida de un hijo	100	___
Divorcio	73	___
Separación marital	65	___
Encarcelamiento por condena	63	___
Muerte de un familiar cercano	63	___
Dejar el cigarrillo u otra adicción	60	___
Herida personal o enfermedad	53	___
Matrimonio	50	___
Despido del trabajo	47	___
Jubilación	45	___
Reconciliación marital	45	___
Cambio de salud en un miembro de la familia	44	___
Embarazo	40	___
Problemas sexuales	39	___
Tener un nuevo miembro en la familia	39	___
Ajustes económicos	39	___

Evento de la vida	Valor	Tu nivel
Cambio de situación económica	38	_____
Muerte de un amigo cercano	37	_____
Cambio a otra área de trabajo	36	_____
Aumento en el número de discusiones con la pareja	35	_____
Hipoteca que implica más de un año de salario	31	_____
Término del derecho a redimir una hipoteca	30	_____
Cambio de responsabilidad en el trabajo	29	_____
El hijo o la hija deja la casa	29	_____
Problemas legales	29	_____
Éxito personal extraordinario	28	_____
La pareja empieza a trabajar o deja de hacerlo	26	_____
Comenzar o terminar la escuela	26	_____
Cambio en las condiciones de vida	25	_____
Revisión de hábitos personales	24	_____
Problemas con el jefe	23	_____
Cambio en las horas o condiciones de trabajo	20	_____

Evento de la vida	Valor	Tu nivel
Cambio de casa	20	_____
Cambio de escuela	20	_____
Cambio de diversiones	19	_____
Cambio de actividad en la iglesia	19	_____
Cambio en las actividades sociales	18	_____
Préstamo por menos de un año de salario	17	_____
Cambio en los hábitos de dormir	16	_____
Cambio en el número de familiares en casa	15	_____
Cambio en los hábitos de comer	15	_____
Vacaciones	13	_____
Violación menor a la ley	12	_____
Otros (especifícalos)	11	_____
Total:		_____

Acontecimiento laboral	Valor	Tu nivel
Si no aplica para ti, déjalo en blanco.		
Hablar ante un público numeroso	55	_____
Problemas cotidianos	55	_____

ACONTECIMIENTO LABORAL	VALOR	TU NIVEL
Fusión de empresas	47	_____
Nueva tecnología en la oficina	40	_____
Adicción al trabajo (más de 12 horas diarias)	35	_____
El estrés de viajar (más de 4 días al mes)	30	_____
Transporte público (más de 5 horas semanales)	25	_____
Jefe nuevo	20	_____
Total:		_____
Suma total:		_____

Si tu puntuación es menor a 150 unidades, tienes 30% de probabilidades de padecer cambios en tu salud.

Si totalizas hasta 300 unidades, tienes 50% de riesgo de que tu salud se vea afectada.

Más de 300 unidades: ¡cuidado! La probabilidad de que tu salud se vea seriamente afectada es de 80%.

¡Ahora puedes saber cómo estás!

A mis pacientes siempre les hago una pregunta que parecería obvia: ¿Cómo quieres vivir tu vida, con salud, alegre y tranquilo, o enfermo, frustrado y enojado? Obviamente, todos me contestan que con salud, alegres y tranquilos, ¡pero que no pueden!

Sin embargo, hay muchas cosas que sí puedes hacer por ti misma(o) para fomentar tu salud y vivir una vida plena y feliz.

El primer paso es identificar cómo estás y descubrir qué áreas de tu vida están desequilibradas en este momento.

Un momento para reflexionar

¿Cómo estás realmente en estos momentos con respecto a los siguientes aspectos?

- ¿Tu estado de ánimo?
- ¿Tu salud?
- ¿Tu energía?
- ¿Tu capacidad creativa?
- ¿Tus relaciones?
- ¿Tu alimentación es sana? ¿Te malpasas? ¿Eres ordenada(o) y selectiva(o) con lo que comes?
- ¿Haces ejercicio? ¿Con qué frecuencia?
- ¿Te das el tiempo necesario para compartir con tus seres queridos?
- ¿Generas y mantienes buenas relaciones sociales?
- ¿Te das espacio para tu desarrollo tanto profesional como espiritual?
- ¿Te divierte lo que haces?

El siguiente paso es identificar lo que a ti en particular te provoca estrés, pero esto lo veremos en el siguiente capítulo.

El tercer paso es generar un estilo de vida más sano, a lo que dedicaremos otra sección del presente libro.

El ejercicio que realizaste hace unos momentos te ayudó a darte cuenta de tus tensiones. El segundo ejercicio que te propongo te ayudará a mejorar tu respiración, que es la base para cambiar tu calidad de vida.

Cuando existe un evento amenazante, lo primero que se modifica es la respiración, cuyo ritmo disminuye o se acelera, lo que provoca fallas en la correcta oxigenación del cuerpo. En esta condición, el corazón se acelera para enviar mayor volumen de sangre oxigenada a todo el cuerpo.

Como señalaba en un principio, si la persona tiene una buena capacidad de adaptación frente al evento estresante, no presentará problema alguno, pero es común que se pierda el ritmo respiratorio normal, lo que genera una respiración deficiente y, en consecuencia, mayor estrés y eventualmente alguno de los trastornos antes descritos.

MANOS A LA OBRA

Ejercicio Respiración profunda

Objetivo: este ejercicio te ayudará a ampliar tu capacidad pulmonar y a incrementar tu energía vital.

Lugar: puedes realizar este ejercicio en cualquier lugar.

Posición: te recomiendo que lo lleves a cabo sentada(o).

Materiales: tu propio cuerpo. Una grabación con tu propia voz para pautar el ejercicio (no indispensable).

Duración: 5 a 10 minutos.

Indicaciones

- Lee el ejercicio antes de hacerlo y, si te es posible, graba las instrucciones con voz pausada para que después las sigas, o recuerda lo leído y llévalo a cabo.

- Sentada(o), con tu espalda recta sin apoyarla y tus piernas y brazos descruzados, mantente un momento en esa
posición y siente cómo es tu respiración; solo trata de
percibir hasta dónde entra el oxígeno, si llega al nivel
de tu pecho o de tu abdomen.

- Inhala libremente y procura que el oxígeno llegue hasta
tu abdomen, cuidando de no subir tus hombros. Después exhala pausadamente. Observa si inhalas y exhalas
solo por tu nariz o si usas tu boca en el proceso.

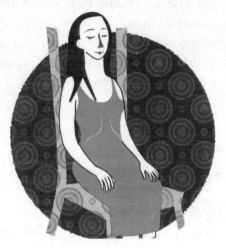

- Ahora inhala exclusivamente por tu nariz y lleva el oxígeno hasta tu abdomen. Recuerda no subir tus hombros
y exhala pausadamente por tu boca.

- Inhala otra vez por la nariz, ve contando lentamente y
determina cuántos tiempos necesitas para llevar este oxígeno hasta tu abdomen. Ahora exhala por tu boca, llevando la misma cuenta para acompañar tu exhalación.

- Repite otra vez la respiración inhalando por tu nariz
mientras cuentas y exhalando por tu boca. Con la misma cuenta, termina de sacar el aire.

- Ahora inhala pausadamente por tu nariz mientras cuentas hasta cinco. Mantén el aire durante tres tiempos y exhala por tu boca en cinco tiempos.

- Repite la inhalación por la nariz en cinco tiempos, mantén el aire durante tres tiempos y exhala por la boca en cinco tiempos.

- Repite dos veces más pero inhalando por la nariz con una cuenta de seis; mantén tres tiempos y exhala por la boca en seis tiempos.

- Permite ahora que tu respiración se normalice.

- ¿Cómo te sientes? Observa si te resultó más fácil aumentar el tiempo en la inhalación o durante la exhalación.

- Si te sientes mareada(o), solo comienza a mover libremente tu cuerpo hasta equilibrar tu respiración.

La respiración profunda puede suscitar cambios en tu organismo, así que no te preocupes si te sentiste mareada(o) con este ejercicio. Es normal que te sientas así cuando inhalas más aire del habitual, pero con el movimiento del cuerpo regresarás a la normalidad.

Escribe tu experiencia en las siguientes líneas.

Autoobservación

_____

_____

_____

_____

_____

_____

Escribir tu experiencia, te ayudará a identificar los logros y los cambios que vayas teniendo cada que repitas estos ejercicios.

En el siguiente capítulo conocerás y analizarás los detonadores que aumentan tu estrés.

2. ¡LOS DETONADORES DEL ESTRÉS ACECHAN!

¿Qué me provoca estrés? Ésta fue una pregunta que me hice durante mucho tiempo, y mi respuesta era realmente muy ambigua: el tráfico, la tensión de mi trabajo, los conflictos con los demás, la inseguridad que veo a mi alrededor, las enfermedades, el dinero, entre otros. Podían ser tantas cosas que en verdad no sabía exactamente cuándo, dónde ni cómo me estresaba. Tal vez a ti te pase algo parecido o quizá seas de los afortunados que pueden identificar claramente las situaciones que los estresan.

Cuando comencé a observar qué era lo que me estresaba, me di cuenta de que había situaciones del exterior, como el tráfico, pues aunque puedas tomar todas las precauciones necesarias para llegar a tiempo a una cita, nunca faltan los imprevistos que nos retrasan y nos dan una imagen de informalidad. En una ocasión me estacioné y entré en un banco. Cuando salí había un auto parado detrás del mío que me impedía el paso; tenía prisa y no había alguien que lo moviera. Tuve que esperar unos momentos y cuando llegó el dueño del auto solo dijo: "es que no me iba a tardar". Yo estaba furiosa. Como éste, hay muchos eventos más que me estresan y me provocan enojo. Pero mis pensamientos también me provocan diferentes sentimientos o estados de ansiedad.

Es un hecho que todos los días nos enfrentamos a diferentes tipos de situaciones. Algunas son habituales y conocidas y otras nos resultan novedosas y, por lo tanto, desconocidas, pero ambas versiones nos provocan cambios internos; lo mismo puede ser un sentimiento de alegría, que de enojo, o de miedo. Estas tensiones originan cambios en el ciclo respiratorio y en el ritmo cardiaco y nos obligan a asumir un estado de alerta continuo, lo que implica una demanda de energía adicional para nuestro organismo.

El estrés, como lo expliqué, se puede definir como todo recargo físico o psíquico sobre el organismo vivo, es decir, es el síndrome que se manifiesta frente a un evento. En consecuencia, si todos los días nos enfrentamos a diferentes situaciones, resulta imposible vivir sin una dosis de estrés. Lo importante en este capítulo es identificar cómo nuestros pensamientos juegan un papel muy importante en el aumento de estrés, así como en el desarrollo de enfermedades.

DETONADORES INTERNOS DEL ESTRÉS

A diario invertimos muchas horas pensando, e incluso, a la hora de dormir, a través de los sueños, seguimos analizando situaciones vividas.

Nuestros pensamientos pueden agruparse en dos tipos:

a) Pensamientos positivos (de los que hablaré más adelante).

b) Pensamientos negativos.

Entre estos últimos se ubican los pensamientos catastróficos, los vengativos, el desear un mal a alguien, los descalificadores hacia uno mismo o hacia los demás, los de las personas que se sienten víctimas (aquellas que todo el tiempo culpan a los demás de lo que les pasa o aquellas que rememoran los sufrimientos del pasado), etcétera. Todos estos pensamientos generan inseguridad, infelicidad, sufrimiento, enojo, miedo y por lo tanto, un nivel de estrés muy alto en la persona que los cobija; esto le provoca cambios en su cuerpo, en su estado de ánimo, en sus emociones y en su interrelación con los demás.

Alicia es una paciente que cada vez que asistía a su terapia semanal llamaba fuertemente mi atención: siempre llegaba muy alterada. En una ocasión comenzó diciéndome: "estoy harta, ya no puedo más, estuve dos horas detenida en el tránsito pensando que no alcanzaría a llegar a mi sesión; además, venía un tipo junto a mí que se me quedaba viendo todo el tiempo. Yo me preguntaba: "a ver en qué momento este tipo golpea mi auto. ¿O me estará siguiendo?" Yo estaba verdaderamente nerviosa, creo que quienes me veían desde los otros autos se dieron cuenta de mi ansiedad, deben haber pensado que soy una mujer insegura; además, hoy no me siento bien arreglada. También se han de haber percatado de esto, es seguro que venían criticándome pues una pareja volteó a verme y después se rieron. Me dio mucho coraje porque era obvio que se estaban riendo de mí; por cierto, en el trabajo me pasa algo similar y cuando llego a mi casa también siento que mis papás se burlan de mí. De verdad me siento muy alterada, no sé qué hacer para que ya no me estén criticando".

Como podemos apreciar, gran parte del estrés de Alicia era generado por la enorme cantidad de pensamientos negativos que tenía continuamente. Cuando estaba en algún lugar o con alguien, siempre pensaba que le podía pasar algo o desconfiaba de las personas pues creía que hablaban de ella todo el tiempo. No tenía un momento de tranquilidad ni dejaba lugar para pensamientos positivos.

Esta serie de ideas negativas le generaban un estado de tensión continua que se traducía en dificultades para dormir, mal humor e incluso ya comenzaba a reportar algunos síntomas físicos como dolores musculares, de cabeza y de estómago, mismos que agrandaba por el miedo de que se convirtieran en algún problema mayor, como una úlcera u otras enfermedades. En una ocasión llegó a decirme que tal vez tenía un problema vascular pues padecía frecuentemente dolores de cabeza. En conclusión, el estrés de Alicia se originaba por sus pensamientos siempre negativos. Así como Alicia, conozco a muchas personas que invierten gran parte de su tiempo generando pensamientos negativos.

UN MOMENTO PARA REFLEXIONAR

- ¿Cómo son tus pensamientos?
- ¿Cómo clasificas la mayoría de tus pensamientos en el día?
- Piensa en una persona cercana a ti, a la que conozcas lo suficiente.
- Describe lo que no te gusta de esa persona.
- Ahora describe lo que sí te gusta.
- Observa qué te resulta más fácil de identificar en ella.
- Cuando sales de una reunión, ¿qué tipo de comentarios haces generalmente con respecto a los invitados? ¿Los criticas o sueles ver lo positivo de las personas?
- Ahora reflexiona sobre ti misma(o). ¿Cómo te percibes?
- Escribe todas las críticas que te haces a diario.
- Escribe todas las cosas buenas que te dices durante un día.
- Cuando alguien quiere hablar contigo y quedan de verse para platicar, ¿qué imaginas que te va a decir?
- Cuando una persona que esperas no llega a la cita, ¿qué piensas de ella?

Esta reflexión te puede ayudar a determinar qué tipo de pensamientos tienes más a menudo, negativos o positivos.

Si te inclinas más por los pensamientos negativos, trata de observarte y cuando te percates de que tienes uno, genera un pensamiento positivo.

En su libro *Lo que sabe la gente feliz*, el doctor Dan Baker comenta que, en la década de 1980, muchos médicos empezaron a comprender que los pensamientos negativos dañan a la persona y le provocan un decremento en su salud, pero también observaron que los pensamientos positivos y una actitud positiva la mejoran.

Yo he podido comprobar que los pensamientos positivos cambian mi estado de ánimo y mi actitud con los demás. Cuando estoy enojada con alguna persona, empiezo a ver todo desagradable, le pongo calificativos, me siento víctima de las circunstancias ("ella es la mala, la que me agrede"). Pero cuando me he dado tiempo para cambiar estos pensamientos y puedo observar qué hice que provocó esta situación y entonces veo a la persona de diferente manera, percibo las cosas más objetivamente. Cuando hago un esfuerzo por salir de mi negatividad, puedo ver lo que me agrada de ella; de esta manera mi energía cambia, me siento mejor e incluso puedo encarar la situación sin ser la víctima y tampoco pretendiendo ser la victimaria. Cuando cultivo pensamientos positivos me siento con más energía, mi estado de ánimo es de alegría o de tranquilidad, confío más en lo que puedo y quiero hacer, me relaciono mejor, tengo la expresión más relajada, también hay menos tensión en mi cuerpo, puedo dormir mejor y las molestias físicas desaparecen. Todo el cambio que se genera con los pensamientos positivos es favorable para la salud.

ANALIZANDO MI HISTORIA

Estudié en Bellas Artes la carrera de maestra de danza clásica y regional. Después de ocho años de matrimonio y siendo madre de dos hijas, decidí empezar a dar clases de baile otra vez y abrí un gimnasio, donde se impartían diferentes tipos de disciplinas: aerobics, danza regional, danza clásica y jazz. Empecé a organizar presentaciones de fin de año, en las que participábamos las maestras en varios bailables; algunos números estaban a cargo de los alumnos y otros de nosotras. Así pues, aunque resultó bastante bien el primer evento, también recibí algunas críticas: que no coordiné adecuadamente el evento, que no le enseñé bien el baile a algunas personas, que me equivoqué a la hora de mi número, que me puse nerviosa cuando presenté a los demás, etcétera.

Los siguientes festivales significaron una gran tensión para mí, y "casualmente" comenzaron a sucederme cosas sin relación aparente. Tres días antes del segundo festival se me rompió un diente, por lo que antes del tercer festival ya estaba preparada pensando en todo lo que podía salir mal: pensaba que se me podía romper otro diente o que podía sucederme cualquier otro percance. Estaba alerta y angustiada. Pues efectivamente, ¡se me rompió otra vez el diente, ahora dos días antes del evento! También me llené de urticaria y mi hija estropeó mi vestido. Toda mi familia estaba enterada de que era imposible hablarme en esos días pues estaba en una condición en que ni yo me soportaba. En cada festival me sucedía algo nuevo y solo ahora me doy cuenta de que yo misma generaba los contratiempos con mi alto grado de tensión, debido a tantos pensamientos negativos que tenía y a un nivel exagerado de expectativas que depositaba en mis alumnos.

¡LAS SIEMPRE PRESENTES EXPECTATIVAS!

¿Qué son las expectativas? Son ideas preconcebidas acerca de las cosas, las personas o las situaciones, que se van instalando en nuestro pensamiento y generan un alto nivel de estrés. Las expectativas son lo que espero de los demás y lo que espero de mí misma.

También son lo que los demás esperan de mí, lo cual me siento obligada a cumplir.

Si todo el tiempo estoy pensando en lo que deberían hacer los demás, cómo deberían comportarse y cómo deberían ser conmigo, siempre me voy a sentir frustrada si no actúan de acuerdo a mis expectativas, aunque racionalmente pueda entender que nadie, pero nadie, vino a este mundo para cumplir con lo que yo quiero.

De la misma manera, yo no puedo cubrir las expectativas de los demás, pues haga lo que haga para satisfacer la creencia del otro hacia mí, no voy a lograrlo; también me voy a sentir frustrada por no poder complacerlo.

Mi experiencia es que pasé años buscando darle gusto a los demás, con un buen grado de exigencia para conmigo misma y para con los otros, lo cual da una idea del nivel de estrés que yo misma me imponía y que por supuesto me repercutía en trastornos orgánicos como gastritis, dolores de cabeza y desgastes de energía que pretendía resolver con inyecciones de vitaminas.

Por ese tiempo empecé a estudiar desarrollo humano y también inicié un proceso terapéutico; poco a poco tomé conciencia de cuánto tiempo dedicaba a elaborar pensamientos negativos y catastróficos. Por ello, hasta la fecha procuro mantenerme como una constante autoobservadora, para detener mis pensamientos negativos y sustituirlos cada vez más con pensamientos positivos que me ayudan a mantener una mayor energía, estar más saludable y sentirme más tiempo feliz y en paz.

Manos a la obra

Ejercicio Autoobservación

Objetivo: este ejercicio te ayudará a identificar el tipo de pensamientos que predominan en tu mente, así como a generar pensamientos positivos con los cuales podrás mejorar tu salud, aumentar tu energía y sentirte cada día en un estado más sano y feliz.

Lugar: puedes realizar este ejercicio en cualquier lugar.

Posición: sentada(o).

Materiales: un cuaderno y una pluma o lápiz.

Duración: 15 a 20 minutos, de preferencia en la noche.

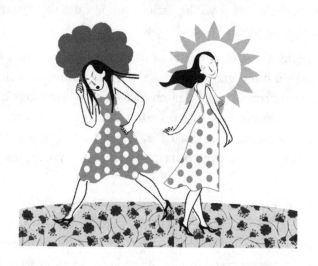

Indicaciones

• Al principio es bueno que escribas, pero con la práctica podrás llevarlo a cabo después de cualquier evento o situación que vivas y en cualquier momento del día.

- Inicia haciendo dos o tres respiraciones profundas y colocándote en una posición cómoda.

- Analízate para saber cómo estás, qué sentimientos tienes, si te sientes satisfecha(o) o frustrada(o), con suficiente energía o cansada(o).

- Reflexiona un momento sobre todo tu día, qué hiciste, con quién estuviste, qué fue lo que hablaste; haz un repaso detallado del día.

- En una hoja de tu cuaderno dibuja tres líneas verticales de manera que formen cuatro espacios para enlistar.

- Escribe en la primera lista las situaciones que viviste, una debajo de la otra.

- Escribe en la segunda lista, al lado de cada situación o evento, con qué persona lo compartiste.

- Escribe en la tercera lista qué sentimientos experimentaste; si recuerdas algún pensamiento, escríbelo.

- Por último, escribe en la cuarta lista cuál fue tu reacción en relación con tus sentimientos.

- Ahora lee con calma e identifica todos los pensamientos negativos que tuviste en el día, así como tus reacciones.

- Es importante que no te critiques ni te invalides, solo analiza para poder hacer los movimientos o los cambios que quieras.

- Ponte de pie, cierra los ojos y sacúdete como si estuvieras temblando; inhala profundamente y exhala por la boca e imagina que te estás sacudiendo todo lo que no te gustó de tu día.

- Sigue sacudiéndote, inhala y, al exhalar, emite un sonido, el que tú quieras; puede ser un sonido continuo como mmmmmh, o puede ser un solo sonido corto. Repite la inhalación y exhalación de tres a cinco veces mientras continúas sacudiéndote.

- Ahora vuelve a sentarte y elabora una estrategia para resolver la situación.

Registra en las siguientes líneas lo que observaste.

Autoobservación

_____

_____

_____

_____

_____

_____

Tarea

A partir de hoy trata de identificar cuántos pensamientos negativos generas y, cuando puedas hacerlo, genera un pensamiento positivo para la situación o para la persona involucrada. También puedes empezar a ver desde esta gráfica que hiciste, cuáles son tus creencias con respecto a tu reacción y puedes cuestionarte si es lo adecuado, lo que deseas para ti. Si no lo es, detente y analiza qué puedes cambiar. Cada vez será más fácil para ti darte cuenta.

CREENCIAS

¿Quién me dijo que así debe ser?

Las creencias también son generadores internos de estrés. ¿Qué son las creencias? Son pensamientos que definimos como ciertos o reales. Hay diferentes tipos de creencias:

a) Las limitantes, que son aquellas que no nos dejan seguir adelante en nuestro proceso de crecimiento; son creencias con las que podemos no estar de acuerdo y, sin embargo, nos comportamos e interactuamos a partir de ellas.

b) Las creencias que nos ayudan a nuestro crecimiento. Estas creencias no nos generan problema, porque son acordes a nuestros pensamientos, valores y principios.

Desde pequeños nuestros padres nos enseñan lo que es bueno y malo para nosotros, nos dicen cómo debemos ser, cómo debemos comportarnos unos con otros, qué podemos y qué no podemos hacer. Todo lo que aprendemos está en relación con el medio en que vivimos. Por ejemplo, para los musulmanes, el varón puede tener varias esposas; ésta es una creencia oriental. Entre los occidentales católicos, el matrimonio es solo de dos: un hombre y una mujer para toda la vida; ésta también es una creencia. ¿Cuál es la correcta? Para ambas partes la suya es la correcta, pero eso depende de cómo y dónde lo vivan.

Las creencias las adquirimos en la escuela, en la casa, en la religión, y a nivel social. En ocasiones no concuerdan con el desarrollo de la persona, lo que provoca un aumento en el estrés. Una creencia que adquirí en mi casa está relacionada con la economía. Recuerdo que siempre se decía: "más vale sano que rico". Mucho tiempo éste fue mi pensamiento, hasta que llegó un momento en que me pregunté: "¿cómo se relaciona la salud con el dinero?" Cuando me he sentido enferma, he necesitado dinero para poder ir al doctor. Así me di cuenta de que quiero estar saludable y, además, quiero estar bien económicamente. Esto chocaba en un principio con la creencia adquirida en mi casa. También pude observar que confrontar esta creencia hacía que me sintiera mal con mi familia, como si les fuera infiel.

Como ésta, hay infinidad de creencias que son obsoletas en mi vida y que he tenido que cuestionar y cambiar de acuerdo con la persona que soy ahora. Las antiguas creencias solo me estaban provocando estrés.

Otra de las creencias más comunes entre algunas familias se enfoca en "evitar el conflicto" por temor a la violencia y a la crítica social. Sin embargo, evitar el conflicto solo puede generar estrés; cuando hay algún problema, lo único que te puede evitar el estrés es resolverlo.

MANOS A LA OBRA

Ejercicio Imaginando

Objetivo: este ejercicio te ayudará a centrarte en un estado de tranquilidad, para tener la mente más despejada ante cualquier evento.

Lugar: puedes realizar este ejercicio en cualquier lugar.

Posición: sentada(o).

Materiales: una grabación con tu propia voz para pautar el ejercicio (no indispensable).

Duración: 5 a 15 minutos.

Esta primera parte del ejercicio es importante para generar un espacio que sea agradable y conocido para ti.

Cuando lo vuelvas a hacer, no necesitarás realizar esta parte.

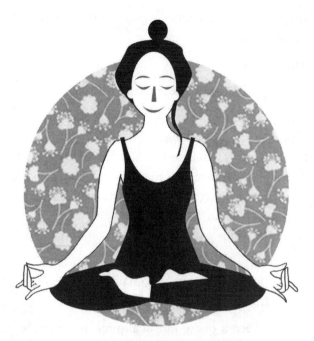

Indicaciones

Colócate sentada(o) en una posición cómoda. Puedes realizar el ejercicio con los ojos cerrados o abiertos, como sea mejor para ti.

Primera parte

- Recuerda algún lugar en donde hayas experimentado tranquilidad, armonía, paz.

- Recuerda cómo era, qué colores destacaban y qué cosas y personas había. Si, por ejemplo, estabas en la playa, puedes recordar que estabas observando el mar y podías ver cómo llegaban las olas a la playa y después regresaban al mar; evoca su color azul; tal vez en otros lugares podías apreciar también un color verde, el cielo estaba despejado, tú estabas sentada(o) en la arena, etcétera. Imagina cada detalle de esta experiencia.

- Analiza qué sensaciones y emociones experimentaste en esa ocasión.

Segunda parte

- Ubica esta experiencia en el aquí-ahora e imagina que la estás viviendo en este momento.

- Trata de hacerla cada vez más real. Tal vez puedas sentir la temperatura del lugar, escuchar los sonidos del ambiente. Ocupa también tu sentido del olfato, experimenta el olor característico del lugar, siente la sensación en tu piel. Observa tu respiración y deja que surjan todas las sensaciones y sentimientos de este lugar placentero.

- Experimenta esta agradable sensación de estar ahí durante algunos minutos; toma todo el tiempo que sea necesario.

- Ahora, poco a poco, haz cualquier movimiento que necesites y trata de mantener esta experiencia en tu cuerpo, respirando profundamente, abriendo tus ojos, si es que los tenías cerrados; y, antes de hacer cualquier otra cosa, observa todo lo que hay a tu alrededor, pero estando consciente del lugar en el que te encuentras.

Escribe en las siguientes líneas cómo te sientes.

Autoobservación

_____

_____

_____

_____

_____

_____

Revisemos ahora otros elementos generadores de estrés.

DETONADORES EXTERNOS DEL ESTRÉS

Son todos los acontecimientos externos a las personas pero relacionados con ella, como muertes, divorcios, cambios de casa, de trabajo, nacimientos, enfermedades, vacaciones, así como problemas frecuentes en la casa, en la oficina o con algunas personas. También los encontramos en el medio ambiente como tráfico, contaminación, exceso de ruido, exceso de información, todos los movimientos y cambios actuales.

Ambiente

El ambiente está conformado físicamente por el clima y la contaminación, pero también se conforma emocionalmente en la familia, en el trabajo y en las relaciones, que es donde puede vivirse un ambiente agradable o de hostilidad y molestia.

El televisor, que es un "excelente" distractor, también es un portador de noticias tanto negativas como positivas y es un medio de entretenimiento con todo tipo de programas, documentales y películas, muchos de ellos con una gran carga de agresión. Escuchar todos los días noticias de asesinatos, robos, secuestros y desastres naturales, provoca un estado de inseguridad e indefensión en las personas. Si además se ha sufrido algún evento similar o se conoce a alguien cercano que lo ha padecido, esto va provocando que la persona se estrese, hasta llegar a niveles altos de ansiedad. Éste es un ambiente social que genera estrés.

La publicidad también tiene un fuerte impacto, pues genera necesidades en las personas; por ejemplo, nos presentan un anuncio de la ciudad, una bella modelo y un auto. Su eslogan es "una persona exitosa tiene un…" Otros anuncios nos venden la idea del cuerpo ideal, o a dónde tenemos que ir de vacaciones. Así, podría referir muchos ejemplos y la forma en que los medios de comunicación nos han inculcado la idea de que para estar bien, debemos tener todo lo que nos dicen. Esto también ocasiona un gran nivel de estrés, frustración y enojo continuo.

Un ambiente contaminado con tantos "deberías" genera conflictos intrapersonales, ya que no podemos cubrir todas las necesidades "creadas" por el medio en el que vivimos. Ello genera a su vez conflictos interpersonales, pues si no nos sentimos bien con nosotros mismos, ¿cómo vamos a estar bien con los demás? Tal vez sintamos enojo, envidia, los critiquemos, compitamos con ellos, estemos cada vez más presionados, lo que va generando ambientes hostiles por todos lados.

He visto en mi consultorio personas muy enojadas y frustradas por no poder tener lo que creen que deberían tener. Otras que se sienten mal por ser criticadas al no hacer lo que "deberían hacer" según la visión de los demás. Algunos llegan con diferentes niveles de desesperación, aumentando la voz en cada momento, expresando su rabia, llorando, sintiéndose impotentes, mientras otros muestran diferentes estados de depresión. Cuando trabajo con ellos puedo darme cuenta de su gran tensión corporal, principalmente en hombros, cuello, mandíbula y espalda baja. Me reportan algunos síntomas como dolor de cabeza continuo, agotamiento, cambios frecuentes en sus estados de ánimo, frustración, dolor por gastritis o problemas más serios como colitis, padecimientos en el hígado y mucho más. Generalmente les sugiero moverse para poder sacar y expresar todos estos sentimientos. Cuando expresan todo lo que sienten en esos momentos y se liberan, entonces podemos hablar y explorar qué es lo que les provoca esas condiciones de estrés.

Un momento para reflexionar

- ¿Cómo es tu vida cotidiana?
- ¿Qué tipo de relación o convivencia tienes?
  - ¿Cómo te sientes en relación con tus padres?
  - ¿Cómo es tu relación con tu pareja?
  - ¿Cómo te relacionas con tus hermanos?
  - ¿Cuál es tu estado de ánimo predominante en la escuela o en el trabajo?
  - ¿Cómo te sientes al relacionarte en general?
- ¿Te agrada estar en tu casa?
- Cuando llegas a tu trabajo o a la escuela, ¿llegas relajado o con los guantes de box puestos?
- ¿Puedes entablar una conversación agradable y relajada con los demás?
- ¿Cómo consideras en general el ambiente en el que te desenvuelves?

Es necesario que te des cuenta cómo estás en estos momentos, si disfrutas tu vida o a menudo estás molesta(o) o frustrada(o). Solo siendo honesta(o) contigo misma(o) podrás hacer los cambios necesarios para sentirte mejor. Si, de acuerdo con las preguntas que contestaste, te sientes alegre, satisfecha(o) y tranquila(o), ¡felicidades! Si fue al contrario, primero encuentra qué es lo que te está molestando, no le eches la culpa a los demás, analiza qué te desagrada de lo que haces y qué te gustaría hacer. Como lo dije, primero aprende a autoobservarte para que puedas conocerte y desarrollar poco a poco estrategias que te ayuden a llegar a donde quieres estar.

MANOS A LA OBRA

Ejercicio Berrinche

Objetivo: el siguiente ejercicio te ayudará a sacar toda la energía contenida a fin de que tengas una mayor claridad de pensamiento.

Lugar: realiza este ejercicio en un espacio donde puedas estar sola(o) durante unos minutos.

Posición: puedes hacerlo de pie o acostada(o) en una cama, ya sea boca arriba o boca abajo.

Materiales: si es acostada(o), lleva a cabo el ejercicio sobre una cama (es un lugar seguro para evitar que te lastimes). Si lo haces de pie, solo asegúrate de tener suficiente espacio libre y aprende a cuidarte. ¡No te lastimes!

Duración: 5 a 10 minutos.

Indicaciones

- Este ejercicio es muy apropiado para cuando estás muy enojada(o) o muy tensa(o) y no sabes qué hacer.
- Busca un espacio adecuado.
- Recuerda cómo hacen berrinche los niños, ya sea de pie o acostados.
- Imítalos. Si estás acostada(o) mueve todo tu cuerpo, pataleando y manoteando sobre la cama (como si golpea-

ras con pies y manos). Ten cuidado de no golpear algún mueble o a ti misma(o). Mueve tu cabeza de un lado a otro a la velocidad que consideres pertinente y, si quieres, emite sonidos al hacer este ejercicio; bien puedes decir "no" o gritar.

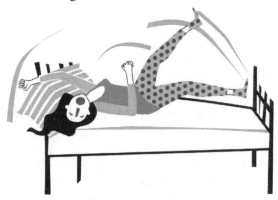

- Si lo haces de pie, cierra los puños y haz una rabieta, mueve todo tu cuerpo, tu cabeza, haz gestos y grita lo más que puedas.

- Si estás en un lugar donde no puedes gritar, no importa, imagina que gritas (haz todo el movimiento con tu boca) y respira y exhala con un sonido silencioso.

En la escala del capítulo 1, ya enumeré las experiencias que generan estrés, pero a éstas les agregamos problemas de ambiente, espacio, tiempo y económicos, lo que da como resultado cambios a nivel emocional, de comportamiento, problemas corporales, de salud y diferentes tipos de crisis.

ANALIZANDO MI HISTORIA

En una temporada de mi vida ocurrieron varios eventos que me provocaron un gran estrés. En febrero de 2001 mi nieta tuvo una complicación y fue operada de hidrocefalia. Esta operación es muy riesgosa y despertó en mí sentimientos que no había experimentado en mi vida, sentí mucho miedo, enojo, desesperación y angustia. Recuerdo que no podía manejar todos los sentimientos, rezaba y le pedía a Dios que nos ayudara. Perdí la confianza en Él, pero hubo un momento en que ya no pude más y dejé todo en sus manos, pues entendí que yo no podía hacer nada más que acompañar a mi hija y a su esposo. Mi esposo y yo llorábamos juntos, pero cuando teníamos que ser fuertes, a pesar de nuestro dolor, tratábamos de ayudar y estar con nuestra hija y nuestro yerno. Afortunadamente la operación fue un éxito.

En marzo del mismo año falleció mi madre; ya no sabía yo qué era más fuerte, el dolor que había sentido por lo de mi nieta o el dolor que me provocó la muerte de mamá.

En ese mismo mes mi segunda hija, su esposo y su hijo se fueron a vivir fuera de la Ciudad de México. Siguió pasando el tiempo y en junio falleció mi cuñada; fue otro golpe muy fuerte para mi esposo y para mí. Nuestra energía estaba muy gastada para soportar otro evento de esta naturaleza. Por fortuna, en julio tuvimos un acontecimiento agradable; el nacimiento de nuestro cuarto nieto. Fue muy curioso cómo pasábamos de un evento de muerte a uno de nacimiento. No obstante, un nacimiento también provoca estrés y tal vez puedas comprender a qué nivel de éste llegué. ¡Curiosa o necesariamente aguanté bastante! Por supuesto que procuré estar en proceso terapéutico, hacer ejercicio, hacer diferentes técnicas de manejo del estrés que comparto contigo en este libro, como el berrinche, las respiraciones y por supuesto, cuidarme. Todo esto me ayudó a salir adelante, pero no fue fácil. Son experiencias que suceden y sobre las cuales no tenemos el control. Esto ha sido un gran aprendizaje: *no puedo tener el control de las cosas, pero sí puedo enfrentarlas, vivirlas y soltarlas.*

Aunque haya sido muy doloroso, he aprendido a ver la vida de una forma diferente y estoy aprendiendo a vivir y enfrentar los problemas, así como a aprovechar lo que hoy me sucede.

MANOS A LA OBRA

Ejercicio Aquí y ahora

Objetivo: este ejercicio te ayudará a detener tus pensamientos y aprenderás una técnica valiosa para estar en el aquí y ahora.

Lugar: puedes realizar este ejercicio en cualquier lugar.

Posición: en la posición que prefieras.

Materiales: puedes grabar las indicaciones para seguirlas, pero no es necesario. Puedes leerlo y después llevarlo a cabo.

Duración: 5 a 10 minutos.

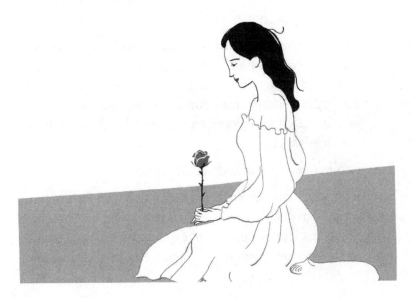

Indicaciones

- Adopta una posición cómoda y observa cómo te sientes en este momento.

- Respira profundamente y exhala. Repite tres veces esta respiración y después déjala que tome su propio ritmo.

- Empieza a ver lo que hay a tu alrededor y descríbelo, ya sea en voz alta o mentalmente, pero sin hacer juicios. Solamente descríbelo, por ejemplo: "estoy viendo una mesa, tiene cuatro patas, es de metal, su color es negro; veo una silla con tapiz verde; estoy viendo la puerta de madera; la pared es amarilla; veo una ventana y hay un árbol afuera, con sus hojas verdes claras y verdes fuertes". Todo lo que veas descríbelo de esta manera.

- Después de unos segundos, escucha los sonidos y descríbelos, por ejemplo: "escucho el ruido de un camión, escucho el sonido del aire acondicionado, el canto de un pájaro, el grito de un niño", etcétera. Recuerda, sin juicios. Continúa escuchando unos segundos más y realiza el siguiente paso.

- Ahora siente cómo está tu cuerpo y verbalízalo, por ejemplo: "siento mis pies apoyados en el piso, mis talones tienen más apoyo que mis puntas, tengo muy estiradas mis rodillas, siento mi estómago tenso, mi temperatura es caliente, siento dolor en mis hombros", describe lo que puedas sentir.

- Repite una vez más todo el ejercicio.

Éste es un excelente ejercicio para relajarte y te recomiendo que lo hagas frecuentemente; lo puedes hacer describiendo lo que estás haciendo, cuando te cepilles los dientes, puedes decir mentalmente: "me estoy lavando los dientes de abajo, ahora me estoy lavando las muelas, ahora me cepillo los dientes de arriba". Te aconsejo que lo pruebes, de verdad es excelente para darte cuenta de lo que haces, cómo lo haces y aprendes a vivir en el presente.

A mi parecer, uno de los grandes problemas que vivimos es la inconsciencia. Este sencillo ejercicio me ha ayudado a tener mayor conciencia y ahora hago las cosas con más alegría y con más calidad.

Autoobservación

_____

_____

_____

_____

_____

_____

En el siguiente capítulo veremos todas las manifestaciones que se generan con el estrés.

Recuerda, **tú eres importante**, por ello es necesario que te conozcas y te cuides.

3. INDICADORES DEL ESTRÉS

Es curioso que en los cursos que he dirigido sobre manejo del estrés, antes de dar a los participantes la escala que presenté en el primer capítulo, me preguntaban: "¿cómo sé que estoy estresado?", cuando yo suponía que si iban al curso era porque reconocían su necesidad de bajar su nivel de estrés.

Ahora me doy cuenta de que es importante contestar esta pregunta para que las personas puedan identificar las diferentes manifestaciones del estrés.

Como ya comenté, hay diferentes generadores de estrés, pero generalmente no prestamos atención a las primeras manifestaciones pues pueden ser tan sutiles como un ligero malestar de estómago; la persona puede decir que fue por algo que comió, y como el dolor pasa después de un momento, lo deja en el olvido. Los síntomas del estrés pueden ser físicos, con algunas dolencias menores, o enfermedades desde sencillas hasta graves. También a partir de cambios emocionales y de comportamiento podemos detectar el estrés; estos cambios son las primeras manifestaciones, y si se logra detectarlos a tiempo, se evitarán dolencias físicas y enfermedades posteriores.

CAMBIOS EMOCIONALES Y DE COMPORTAMIENTO

Los sentimientos son parte fundamental del ser humano y están relacionados con él mismo y con algo o alguien más. Aquí puede estar involucrada una necesidad física como el hambre, el sueño, ir al baño, tener sed, etcétera. También se pueden deber a alguna situación, recuerdo, experiencia, frustración o cualquier otro problema.

Los sentimientos están relacionados con alguien: la pareja, los padres, amigos, compañeros de trabajo, vecinos o hijos.

Los sentimientos varían en intensidad y duración y pueden ser momentáneos o duraderos. Un ejemplo de un sentimiento momentáneo es el siguiente: supón que frenas tu auto bruscamente porque el automóvil de enfrente se detuvo; puedes sentir angustia o miedo por este evento, pero cuando todo vuelve a la calma, el sentimiento va disminuyendo y se termina la sensación, aunque no sin antes sentir el estrés en formas como la aceleración del ritmo cardiaco, tal vez mucho calor, un temblor ligero en las piernas o en todo el cuerpo o pesadez en las extremidades.

Cierta vez iba caminando por la calle y de pronto, al pasar por una casa, empezó a ladrar estridentemente un perro; recuerdo que di un gran salto y mi corazón empezó a latir fuertemente, pero no pasó de ahí; seguí mi camino y, aunque me había asustado bastante, mi corazón volvió a nivelarse al igual que mi respiración. Cuando llegué a mi destino, comenté el evento y después lo olvidé.

Un sentimiento se convierte en duradero cuando se tiene una experiencia en donde surge una emoción, y en vez de confrontar la situación o resolverla, la persona mantiene el evento continuamente en su pensamiento, lo que provoca que el sentimiento se esté alimentando durante mucho tiempo. Por ejemplo, en una ocasión me enojé con una persona por una situación de trabajo; resulta que ella había llegado tarde durante tres días seguidos. Yo no le llamé la atención clara y directamente, solo hacía referencia al respecto con frases como "¿qué pasó?" o "¿ya entraron los alumnos a clase?" Hoy me doy cuenta de que este sentimiento de enojo estuvo conmigo durante varios días, hasta que confronté la situación directamente, le hice ver su falta de puntualidad y pude decirle mi sentir; aclaré la situación, revisamos su horario de trabajo, ella se comprometió a cumplirlo y después de esto pude estar tranquila y mi estado de ánimo cambió inmediatamente.

Los sentimientos también pueden ser profundos o superficiales, todo depende de la experiencia que lo haya generado; por ejemplo, el dolor de la pérdida de una persona amada es un dolor muy profundo. Un asalto a mano armada genera un enorme miedo. Si una persona querida es lastimada o uno mismo es agredido, puede generarse un gran enojo. En general, el amor entre padres e hijos, entre la pareja, con algunos amigos y entre hermanos suele ser un sentimiento realmente profundo, así que todo lo relacionado con ellos puede afectarnos de manera importante.

En otras circunstancias, los sentimientos se perciben de manera superficial, son emociones que surgen a un nivel bajo en la persona y carecen de trascendencia. Por ejemplo, en una ocasión estaba caminando por mi calle e iba a cruzar en la esquina; había un charco justo a un lado de la banqueta y venía un auto a gran velocidad. Pensé que al pasar me empaparía y arruinaría mi ropa. En ese momento mi sentimiento fue de enojo. Cuando finalmente pasó me percaté de que no me había mojado, así que inmediatamente me relajé y el enojo se disipó.

Asimismo, un sentimiento puede sentirse en diferentes niveles; por ejemplo, el enojo corresponde a un primer nivel, la ira se ubica en un segundo nivel y el odio constituye un tercer nivel.

Como ya lo he expuesto, los sentimientos son inherentes al ser humano; sin embargo, solemos atribuirles una mayor importancia y esto afecta nuestro estado de ánimo, nuestra corporalidad y nuestra salud. Los sentimientos no son buenos ni malos, estos calificativos han sido puestos por el ser humano desde las reglas concebidas por la sociedad, la familia o a nivel cultural. Son las respuestas ante el sentimiento las que pueden ser positivas o negativas.

Pensemos en una situación de enojo; éste se puede originar porque la persona se siente incómoda consigo misma o porque no logra que otro cumpla con sus expectativas; también puede enojarse al sentir que alguien no está de acuerdo con su punto de vista o al percibir una falta de respeto a su persona, intereses, valores, creencias, entre otros. Frente a una misma situación, una persona puede reaccionar en forma negativa y otra puede reaccionar en forma positiva. Si reacciona negativamente, la persona puede gritar, golpear, evadirse, someterse al otro o quedarse con el enojo, reacción que provocaría mayor conflicto tanto con el otro como consigo misma. Reaccionar positivamente sería reflexionar ante el hecho, confrontar y aclarar situaciones, para poner límites a la relación, hacer los cambios pertinentes o llegar a nuevos acuerdos, lo que genera mejores relaciones y mejor salud.

No obstante, en algunos casos, la represión del sentimiento puede ser favorable, por ejemplo, cuando el evento vivido es demasiado traumático, como una violación o un accidente que produzca lesiones permanentes. En circunstancias como éstas, la persona bloquea sus sentimientos e incluso trata de olvidar el evento para proteger su integridad. Esto es muy frecuente en niños o bajo condiciones que resultan demasiado impactantes para los adolescentes o los adultos; sin embargo, pueden surgir emociones con el tiempo respecto al evento y es necesario trabajarlo para poder sanar emocionalmente.

En otras ocasiones el sentimiento se reprime porque es algo aprendido; en este caso, la represión continua del sentimiento provoca que el estrés vaya en aumento.

El ser humano tiene la capacidad de exagerar cualquier sentimiento. Dependiendo de las condiciones, una misma situación puede percibirse de distinta manera: a veces se puede sentir miedo ante un evento, y en ocasiones un pánico profundo que puede producir una parálisis.

Los sentimientos, como ya lo aclaré, no deben considerarse como buenos o malos; sin embargo, yo diría que resultan negativos cuando evitan nuestro crecimiento y nos llevan a cometer actos que lastiman a otros, mientras que los sentimientos positivos nos ayudan a darnos cuenta de las cosas y nos permiten actuar en una forma benéfica hacia los demás.

Es normal que en ocasiones estés alegre, triste o enojada(o). Tal vez un día amaneces de mal humor: no quieres hablar con nadie, si te hacen algún comentario o alguna pregunta, contestas cortadamente o tal vez gruñes o subes la voz; si sales de tu casa, te fijas en todo lo negativo que hay a tu alrededor y te molesta lo que hacen los demás. Estás a la defensiva, todo lo que escuchas lo tomas en forma personal y generalmente tu día parece ser bastante negativo; no te diviertes ni encuentras sentido a lo que haces, ni con quién lo haces. Tienes ganas de encerrarte o de ver sola(o) la televisión para desconectarte de los demás. No te preocupes si esto te sucede ocasionalmente, ya que tal vez se deba a que no descansaste bien, pero cuando es cotidiano, no digas: "bueno, así soy"; más bien, pregúntate qué te está pasando. Considera como una luz amarilla si te molestas cada vez que te piden algo, cuando te preguntan alguna cosa o cuando alguien te hace algún comentario.

Otro aspecto importante es que analices qué tan a gusto te sientes con lo que haces o con el lugar donde te desenvuelves. Ten presente la forma en que los cambios emocionales van afectando tu día y tu relación con los demás y procura estar alerta a los indicadores que sugieren que tu nivel de estrés está aumentando. ¡Cuidado!

Aquí te presento algunos indicadores para ayudarte a determinar qué tanto has cambiado.

Recuerda algunos momentos en los que te sentías tranquila(o) y alegre. Tal vez tengas algunos recuerdos de la infancia cuando nada te preocupaba; no tenías que resolver situaciones que en ese momento les causaban conflicto a tus padres, tal vez ni siquiera entendías por qué de pronto estaban molestos o tristes, mientras que tú solo te sentías con ganas de jugar, conocer, experimentar, crear, bailar, cantar y con tu imaginación podías hacer que sucediera exactamente como tú lo deseabas. Todo esto te motivaba y te llenaba de alegría sin cuestionarte si lo que hacías estaba bien o mal; solo lo hacías y lo disfrutabas.

Para mí ha sido importante recordar estos momentos y darme cuenta de cuánto he cambiado y cómo fue que empecé a darle cabida al estrés que me enferma.

ANALIZANDO MI HISTORIA

Recuerdo que tenía alrededor de seis años cuando falleció mi bisabuela. Por supuesto, este evento fue muy duro para mi familia. En ese tiempo se acostumbraba realizar los funerales en casa, así que nos llevaron a todos los niños a la casa de la abuela; mientras los adultos estaban en la sala velando a la bisabuela, a nosotros, que éramos varios niños de entre cinco y ocho años, nos mandaron al cuarto de arriba. Para mí esto resultaba una fiesta, estábamos reunidos todos los primos, nos divertíamos, reíamos, brincábamos. De pronto se abrió la puerta y una de mis tías entró y nos gritó: "niños, ¿no entienden que no deben estarse riendo?, se murió la abuelita, ¡deben llorar!" Después de que nos regañó, nos dejó solos otra vez. Recuerdo que volteábamos a vernos unos a otros, estábamos sorprendidos y apenados. Yo no entendía bien qué pasaba, pero lo que sí entendía era que tenía la obligación de llorar; nos sentamos todos formando un gran círculo y decidimos llorar, pero, ¿cómo lo lograríamos? Cada uno tuvo que hacer su mejor intento. Yo opté por recordar algún momento de mi corta experiencia en donde mi mamá me hubiera castigado y así logré derramar unas tres o cuatro lágrimas. Ahora que recuerdo esta experiencia, me es muy fácil entender que no lloré por el evento en sí, lloré porque alguien me decía lo que tenía que sentir: más que validar mis propios sentimientos, fui desconectándome de ellos y dejando de percibir lo que realmente sentía, sobre todo si estaba en desacuerdo con lo que "debería sentir". Así aprendí a reprimir mis verdaderas emociones porque alguien más determinaba que no era adecuado expresarlas.

Hoy en día puedo darme cuenta de que hay situaciones que para mí no tienen un peso tan fuerte como para otros y que también sucede a la inversa. Así que vuelvo a preguntarme, ¿por qué me entristece o me molesta tanto una situación que a otros no les causa el mismo sentimiento?

Recordar una experiencia pasada te ayuda a tener una idea de cómo eran tu estado de ánimo y tu comportamiento con los demás, así como a hacer conscientes tus sentimientos y validarlos.

Un momento para reflexionar

Trae a tu memoria un recuerdo grato de tu infancia, ubícate en esa etapa de tu vida, recrea la casa donde vivías, el tipo de ropa que usabas y las personas con las que convivías. Trata de sentirte realmente en esa situación.

- Recuerda con qué estado de ánimo amanecías.
- ¿Qué emoción prevalecía en ti durante el día?
- ¿Qué te gustaba hacer?
- ¿Cómo te relacionabas con tus amigos?
- ¿Cómo respondías a los demás?
- ¿Cómo te divertías?
- ¿Qué te hacía reír?
- ¿Cómo te sorprendías de lo que veías?
- ¿Cómo observabas a los demás?

Responde estas mismas preguntas recordando un episodio de tu adolescencia.

Ahora respóndelas recordando un evento de tu vida adulta, de hace dos o tres años.

Con este ejercicio tal vez puedas empezar a percatarte de la forma en que has venido cambiando.

Por supuesto, las experiencias de la vida nos cambian, pero es importante que estemos conscientes de que muchos de los cambios que experimentamos nos alejan del sentimiento y afectan nuestras relaciones con los demás y nuestra propia salud.

Cada experiencia es un aprendizaje. De nosotros depende tomarlas como una "cruz" y considerarnos víctimas de las circunstancias, o podemos crecer a partir de la experiencia y decidir cómo queremos vivir de aquí en adelante.

Antes de hacer una reflexión, a veces es necesario expresar todos los sentimientos que existen en ese momento.

MANOS A LA OBRA

Ejercicio Sacando todo

Objetivo: reducir el estrés a través de la expresión de los sentimientos.

Lugar: puedes realizar este ejercicio en cualquier lugar, pero procura estar sola y toma las medidas para que nadie te moleste.

Posición: sentada, ya sea en el piso, en una silla o en un sillón.

Materiales: periódico o papel que vas a desechar.

Duración: 5 minutos o puedes alargarlo el tiempo que requieras.

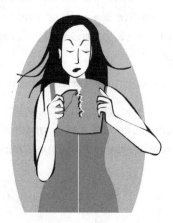

Indicaciones

- Colócate en una posición cómoda y pon frente a ti el papel que vayas a utilizar.

- Determina qué sentimientos tienes en este momento, toma un periódico o un pedazo de papel y comienza a romperlo, cada vez que jales un tramo del periódico di el sentimiento que percibes y expresa también lo que sientes a nivel corporal. Por ejemplo: "Estoy muy enojada; siento tensión en mi espalda; tengo mucho coraje; me siento impotente; quiero gritar; tengo ganas de golpear; estoy furiosa" y continúa rompiendo el papel, expresando y gritando. Puedes repetir lo mismo, cuantas veces necesites.

- Puedes aplicar este ejercicio con cualquier sentimiento, por ejemplo: "Estoy triste, no me gusto o no estoy de acuerdo", lo que venga a tu mente en ese momento. Si te es posible, aumenta el volumen de tu voz cada vez que desprendas un trozo del papel.

- Continúa rasgando, hasta que te sientas cada vez más liberada(o).

- Toma una respiración profunda, con tus ojos cerrados o abiertos –como te sea más cómodo–, date cuenta de cómo te sientes y valida tus sentimientos expresando lo que necesitas.

- Si es necesario, continúa haciendo este ejercicio.

- Cuando sientas que es suficiente, cierra tus ojos y deja que se regule tu respiración. Concéntrate en los sentimientos y sensaciones que experimentas en este momento.

Escribe tu experiencia en las siguientes líneas.

Autoobservación

_____

_____

_____

_____

_____

LA CAPACIDAD DE OBSERVARSE

Cuando enfrento una situación de estrés no puedo determinar cuál fue el evento que me estresó. Mi reacción, muchas veces, es automática y no me doy cuenta de la forma en que afecto a otras personas con mi comportamiento emocional. Es por eso que antes de llevar a cabo el siguiente ejercicio, es importante hacer patentes las emociones mediante el ejercicio "Sacando todo".

MANOS A LA OBRA

Ejercicio El observador

Convertirte temporalmente en un observador es muy benéfico para que tomes conciencia de cómo vives tu vida, cómo son tus reacciones ante diferentes eventos y qué sentimientos surgen en cada uno de ellos. Darte cuenta de ello te ayudará a mejorar tus relaciones con los demás, tu estado de salud y a sentirte cada vez mejor y feliz.

Objetivo: desarrollar tu capacidad de autoobservación.

Lugar: puedes realizar este ejercicio en cualquier lugar.

Posición: de preferencia sentada(o), o en la posición que más te acomode.

Materiales: un cuaderno de notas y una pluma o lápiz.

Duración: 5 minutos, o puedes alargarlo el tiempo que requieras.

Indicaciones

El ejercicio consiste en convertirte en un observador de ti misma(o). Para serlo, adoptarás el papel de una tercera persona neutral que se limita a ver la situación tal y como sucede y a describirla.

Los principios para el observador son:

- No toma partido por ninguna de las partes.
- No se involucra sentimentalmente.
- No juzga, ni hace juicios.
- No critica.
- Escucha abiertamente.
- Es comprensivo para ambas partes.
- No trata de resolver a favor de ninguno.
- Solo te ayuda a ver qué fue lo que pasó.

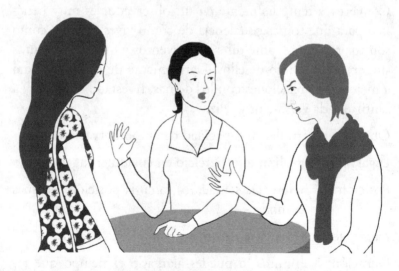

Te recomiendo que realices este ejercicio cuando verdaderamente puedas seguir los principios arriba señalados, es decir, cuando no te sientas demasiado exaltada(o) por el evento vivido. Con un poco de práctica podrás utilizarlo para analizar a fondo los eventos que te causan conflicto y, más adelante, lograrás incluso detenerte a tiempo para evitar respuestas automáticas que solo te generan conflicto, malestar y estrés.

Puedes llevar a cabo el ejercicio con los ojos cerrados o abiertos.

- Trae a tu memoria el evento que necesitas revisar.

- Imagina que el evento en donde tú participas se proyecta en una película que estás viendo frente a ti.

- En esta película imaginaria puedes ver el lugar en donde se desarrolló la escena, los objetos que había alrededor, la forma en que estaban vestidos los personajes, etcétera. Presta especial atención a todos los detalles.

- Incluso puedes "regresar" la escena. Esto te permite ubicar a los personajes unos momentos antes de que sucediera el evento. Si logras hacerlo, observa cómo se encontraban, qué estaban haciendo, cómo se movían, cuál era su comportamiento. Ahora sí, observa cómo empieza la escena.

- Observa quién empieza a hablar o qué dice, con qué tono de voz lo dice, qué expresión corporal tiene. Pon atención a todos los detalles; ve qué pasa con la otra persona, cómo es su expresión corporal, si se mueve, si habla, si se queda callada, cómo es su reacción.

- Continúa observando la escena, qué hace uno y qué hace otro, tantas veces como sea necesario hasta terminar de analizar la experiencia.

- Recuerda no criticar, ni ponerte de parte de alguien, solo observa qué fue lo que ocasionó tu comportamiento.

- Ahora, toma tu cuaderno de notas y describe tal cual el evento sin enjuiciarlo. Por ejemplo: "Laura entró en la oficina con unos papeles en la mano y Tamara, que estaba hablando con Raquel acerca de una queja de un alumno en relación con Laura, le dijo a ésta: 'a ver, dime qué error cometiste'. Laura se le quedó viendo, tensó su mandíbula y le dijo subiendo la voz: 'antes de decirme que cometí un error, explícame de qué estás hablando'. Tamara se puso roja, apretó los puños y dijo…"

- Transcribe el evento describiéndolo paso a paso. No utilices calificativos. Si te percatas de que tomas partido o calificas, vuelve a observar la película, tratando de ser un buen observador, y a describir toda la escena.

- Ahora, en una parte de la hoja escribe los sentimientos que observaste en ti o en ambos participantes; también escribe las reacciones e indica qué comentario las originó. Por ejemplo:

FRASE O HECHO DESENCADENANTE	REACCIÓN	SENTIMIENTO	SOLUCIÓN POSITIVA
"Dime qué error cometiste"	Subir la voz, apretar la mandíbula	Enojo	Decirle que quiero que me comente una situación que vino a platicarle una alumna

- Ahora analiza si provocas una lucha de poder y cómo lo haces.

- Ya viste toda la "película" desde otra perspectiva, puedes pensar con más claridad lo que quieres o lo que no quieres hacer (o reconocer que hasta ahora no has podido hacerlo diferente).

- Intenta darle una solución distinta a dicha situación. Seguramente esta reflexión te permitirá actuar de manera diferente en el futuro.

Cambios físicos y de salud

Tanto en mi persona como en mis pacientes, he podido notar los cambios que se generan cuando se incrementa el nivel de estrés.

Ya he comentado que cuando vivimos un suceso, ya sea de alegría o traumático, por mínimo que sea, tienen lugar cambios físicos en nuestro cuerpo.

Analicemos el proceso: frente a una situación inesperada, el ritmo respiratorio varía, lo cual generalmente provoca apnea (retención del aire); al cortar la respiración, los músculos se tensan, lo que modifica la irrigación de sangre a todo el cuerpo y se produce una falla en la oxigenación del mismo. También puede suceder que la respiración se acelere, lo que implica una descompensación, ya que se produce una hiperoxigenación; esto puede hacer que la persona sufra mareos o desmayos.

Como ya vimos, el organismo es muy sabio y después de las manifestaciones provocadas por un evento estresante, las funciones del cuerpo se restablecen "hasta retornar a la normalidad". Poco a poco el organismo retoma el ritmo respiratorio adecuado, el corazón también se regulariza y la tensión corporal disminuye.

Esto sería lo adecuado, pero cuando estos cambios estresantes son continuos o se mantienen durante periodos largos, el organismo no alcanza a restablecerse y paulatinamente se van modificando las condiciones normales de la persona, por lo que cae en un estado permanente de estrés.

Cuando estas condiciones se van constituyendo en lo "natural" y "normal" para la persona, se abre la puerta a los síntomas de las enfermedades. Primero aparecen cambios en los estados emocionales: la persona ya no está alegre, empieza a enojarse con más frecuencia o entra en estados de tristeza, depresión o ansiedad.

Mis pacientes que describen cambios emocionales también suelen reportarme dolores de cabeza, mismos que muchas veces relacionan con la contaminación u otros factores. Lo cierto es que las situaciones de estrés afectan las defensas y la persona se vuelve más vulnerable ante padecimientos comunes como gastritis, colitis, infecciones respiratorias, dolores musculares, entre otros.

Tanto mis pacientes como personas con quienes convivo en reuniones de todo tipo, me comentan que sufren dolores de cuello, molestias en hombros o en brazos y también es muy común que refieran dolores en la espalda baja y en la zona lumbar. Lo curioso es que estas molestias se van haciendo tan cotidianas que se vuelven parte de la persona. Me impresiona que cuando estamos en alguna sesión terapéutica y les pregunto a mis pacientes cómo están, casi siempre responden que bien.

Sin embargo, cuando hago una exploración más profunda, terminan expresando el dolor de cabeza o los dolores corporales y me dicen que dado que diario padecen ese dolor, "ya no le hacen caso" y se acostumbran a no sentirse bien, cuando lo normal y natural sería *sentirse sanos*.

El estrés sigue en aumento porque el medio cada vez lo provoca más; su efecto negativo sobre las defensas influye para que se sigan ocasionando diferentes enfermedades. Cuando vivimos cotidianamente bajo estas circunstancias, es frecuente observar una mayor incidencia de gripes, infecciones estomacales, problemas en garganta, etcétera.

Podríamos preguntarnos qué tiene que ver esto con el estrés. Pues tiene mucho que ver: si mi cuerpo está tenso gran parte del día, mi respiración es inadecuada y mis defensas se ven afectadas, en consecuencia, *estoy más propensa(o) a la enfermedad*.

ANALIZANDO MI HISTORIA

Recuerdo una temporada en que estuve expuesta a un alto nivel de estrés y diario amanecía con un ligero dolor de cabeza, que en ocasiones aumentaba durante el día; entonces me hice consciente de que este aumento se daba a partir de algún evento difícil en el día. Fue una etapa en la que continuamente me enfermaba de gripe y anginas, siempre acompañadas del dolor de cabeza. Tomaba algún medicamento y no parecía resolver mi malestar, éste volvía a aparecer, así que inicié algunos ejercicios y meditaciones que me ayudaron paulatinamente a sentirme mejor. Me percaté entonces de que mis malestares tenían un fuerte componente emocional y que para resolverlos debía aprender a estar consciente de cómo estaba en cada momento, cómo se generaba en mí la tensión y evitar así que siguiera aumentando mi nivel de estrés.

La vida que nos ha tocado vivir es cada vez más propicia para sufrir los efectos del estrés. En mi consulta, muchas personas me reportan que tienen tal grado de tensión que su mandíbula está continuamente apretada y al dormir rechinan los dientes o los aprietan tanto que no descansan; esto les ha generado problemas dentales, además de cansancio durante el día, lo que se empieza a convertir en un círculo vicioso.

Entre las principales enfermedades relacionadas con el estrés podemos considerar la colitis, úlceras, cefaleas, migrañas, parálisis, embolias, tumores e infartos; a nivel emocional, crisis nerviosas, estados de ansiedad, de angustia, ataques de miedo, neurosis, psicosis y mucho más. El estrés puede llegar a niveles tan altos que se vuelve imposible controlarlo, por lo que es necesario buscar ayuda profesional.

Como he comentado, el estrés conlleva diversos cambios físicos que pueden manifestarse como malestares o trastornos de la salud física. Sin embargo, también es necesario determinar cómo se ve afectada la psique del individuo, lo cual en ocasiones es más difícil. El malestar o el dolor físico muestran a la persona la necesidad de ir al médico para que le recete una medicina o haga los análisis pertinentes para poder ver que es lo que le pasa. Sin embargo, cuando el estado de ánimo de la persona cambia, le cuesta más trabajo reconocer estos cambios, los cuales pueden ir en aumento y volverla agresiva, descalificadora e intolerante. Tal vez empiece a ser obsesiva o a deprimirse continuamente, o quizás entre en el terreno de las crisis nerviosas cada vez mayores, lo que implica que vaya perdiendo el contacto consigo misma, con su entorno e imagine que los demás están en su contra.

Frente a estas situaciones resulta complicado ayudar, porque la persona normalmente no se da cuenta de la afección que tiene y puede molestarse incluso si se le ofrece ayuda.

Claudia, una señora de aproximadamente 45 años, inició su terapia conmigo llevada por un pariente que estaba preocupado porque ella pasaba gran parte del día dormida, por las noches sentía miedo y entraba en estados de angustia. Aunque siempre estaba una persona con ella, pedía insistentemente que no la dejaran sola, se levantaba y empezaba a caminar ansiosamente pues no podía dormir.

En las primeras sesiones, Claudia me decía: "bueno, pues sí, no puedo dormir, padezco insomnio y lo que hago es levantarme y ponerme a arreglar mi casa, por eso es lógico que durante el día tenga sueño y me duerma. No sé por qué se preocupan por mí, eso sí me molesta, que todo el tiempo quieran que esté riéndome y que haga lo que ellos quieren".

Desde un principio le ayudé a darse cuenta de los cambios que había tenido en su vida y de los eventos que propiciaron estos síntomas. Podía ver que se encontraba en una crisis y en un estado depresivo. Además de la exploración verbal, iniciamos con ejercicios de respiración y de movimiento. Era importante aumentar un poco la energía para que Claudia pudiera expresar todos los sentimientos que había retenido en su interior. Al principio fue difícil, pues cuando la persona está deprimida, no tiene energía suficiente para realizar este tipo de ejercicios. Sin embargo, ella tenía mucho interés en modificar su ritmo de sueño actual y accedió a llevarlos a cabo, tanto en la sesión terapéutica como en casa. Así, poco a poco fue expresando todos sus sentimientos. Al cabo de un tiempo Claudia respiraba más profundamente, lo que le ayudó a tener más energía; su mirada cambió: ahora tenía una mayor brillantez; su expresión verbal también se modificó: hablaba en forma más clara, su volumen de voz era más alto y su conversación se tornó más fluida, incluso ella misma manifestaba sentirse mejor.

Éste es un caso donde no hubo necesidad de recurrir a un tratamiento médico, pero es necesario tener en cuenta que, para la recuperación del paciente, en algunas ocasiones es indispensable administrar medicamentos antidepresivos o de otro tipo.

MANOS A LA OBRA

Ejercicio Respiración y movimiento

Objetivo: este ejercicio te ayudará a incrementar tu energía y a concentrarte para determinar cómo te encuentras.

Lugar: escoge un lugar en donde no te interrumpan y puedas moverte libremente.

Materiales: ninguno.

Posición: en la primera parte del ejercicio estarás sentada(o) en una silla con la espalda recta, los pies paralelos, las plantas bien apoyadas en el piso, tus brazos sin cruzar y tus manos sobre cada una de tus piernas. En la segunda parte del ejercicio te pondrás de pie, en un espacio donde puedas moverte sin golpearte con ningún objeto a tu alrededor.

Duración: 5 a 15 minutos.

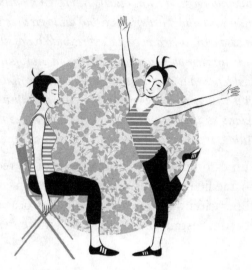

Indicaciones

Lee todo el ejercicio antes de llevarlo a cabo.

- Siéntate en la silla y pon tu espalda recta.

- Observa cómo estás respirando y cómo está tu cuerpo. Solo obsérvalo, no trates de modificarlo. Fíjate si hay tensión o dolor y revisa también si tienes un sentimiento presente.

- Haz tres inhalaciones cortas y continuas por la nariz y luego exhala todo el aire por la boca; repite esta forma de respiración cinco veces. Ahora ponte de pie, deja que tu respiración fluya libremente y golpea el piso con energía con tus pies (zapateando), sacude todo tu cuerpo y cuenta del 1 al 10 lo más alto que puedas. Repite el zapateo y la cuenta tres veces.

- Vuelve a sentarte y regresa a las inhalaciones cortas y a la expiración por la boca, repitiéndolas seis veces. Vuelve a ponerte de pie, zapatea y mueve tu cuerpo llevando la cuenta igual en voz alta. Mientras realizas el movimiento, recuerda dejar que tu respiración fluya como tu cuerpo lo requiera.

- Vuelve a repetir el paso anterior, pero ahora repite la respiración siete veces; cuando te pones de pie es siempre el mismo ejercicio.

- Ahora hazlo con ocho respiraciones.

- Realízalo con nueve respiraciones, después con 10, 11, 12, 13, 14 hasta llegar a 15. Después de cada juego de respiraciones repite el movimiento de tus pies, incluyendo todo tu cuerpo.

- Si al principio te parece difícil, detente donde consideres conveniente y ve aumentando poco a poco, hasta que logres llegar a 15.

- Cuando termines tus ejercicios, quédate de pie un momento con los brazos hacia arriba, las palmas de tus manos viendo hacia el cielo y concéntrate en tus sensaciones corporales: ¿cómo está tu cuerpo en este momento? También observa si surge alguna emoción; si es así, valídala y di para ti, ya sea en voz alta o mentalmente lo que estás sintiendo, por ejemplo: "sí, estoy enojada", "sí, estoy triste".

- Si surgió alguna emoción, escribe en un cuaderno todo lo que sientas en ese momento.

Realiza diariamente este ejercicio. Si es posible, llévalo a cabo por la mañana; te ayudará a aumentar tu energía durante el día, a tener más claros tus sentimientos y a reducir el estrés.

Autoobservación

_____

_____

_____

_____

_____

_____

NIVELES DE ESTRÉS

Existen tres etapas clave para identificar en qué nivel de estrés te encuentras.

Etapa de alarma

En esta etapa se observa un aumento del nivel de adrenalina en el cuerpo; consecuentemente, la respiración se altera y el ritmo cardiaco aumenta. Todo ello prepara el cuerpo para la acción, en cualquier sentido.

Etapa de resistencia

Durante esta etapa la persona hace frente a la situación. La manera de enfrentarla depende de su aprendizaje previo, es decir, de las formas de reacción aprendidas o generadas con base en una necesidad de protección. En este sentido hay personas que se mueven, se expresan o corren, pero también hay otras que se paralizan, no hablan, tensan todo su cuerpo y no expresan después sus emociones ni lo que les gustaría decir.

Cuando esto ocurre constantemente, el cuerpo se va resintiendo, ya que no se le permite relajarse. Hay que recordar que en el movimiento corporal normal la tensión y la relajación son parte de un proceso continuo y sano para el individuo.

Etapa de agotamiento

Cuando una persona se mantiene en un exceso de tensión corporal, se controla todo el tiempo para no expresar sus sentimientos –en la lógica de no "generar conflictos"– y se somete constantemente a sí misma. Llega un momento en que su cuerpo ya no puede más y toda la tensión concentrada tiene que salir. ¿Cómo sale? Con trastornos nerviosos que pueden manifestarse como crisis de ansiedad, de pánico, episodios depresivos, ataques de histeria, etcétera, o como enfermedades que postran a la persona en una cama, ya sea con ciática, colitis o úlceras. También puede expresarse en forma de herpes, parálisis facial o corporal, embolias, infartos, tumores, problemas respiratorios y mucho más.

Es un hecho indiscutible que, en la actualidad, un gran número de personas muere por enfermedades claramente relacionadas con un nivel de estrés demasiado alto.

MANOS A LA OBRA

Ejercicio Expresión automática

Objetivo: descubrir el sentimiento real que se tiene a través de sonidos que pueden parecer sin sentido.

Lugar: frente a un espejo de preferencia, en un lugar donde no te interrumpan.

Posición: de pie frente al espejo observándote.

Material: un espejo.

Duración: 10 a 15 minutos.

Indicaciones

Lee todo el ejercicio antes de llevarlo a cabo.

- Colócate de pie frente al espejo.
- Apoya toda la planta de tus pies y separa tus piernas a una distancia similar a la de tus hombros.
- Respira profundamente y exhala por tu boca; haz contacto con tus ojos frente al espejo.
- Repite esta respiración tres o cuatro veces y observa cómo te sientes. Si hay algún sentimiento, solo identifícalo; asimismo, si hay alguna tensión, solo identifícala.

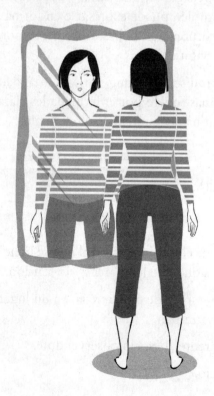

- Date cuenta de cómo te sientes durante todo el tiempo que tardes en hacer el ejercicio. Observa si surge algún otro sentimiento, siempre en contacto visual contigo.

- Partiendo de esta posición y viéndote en el espejo, emite cualquier sonido (puede ser ah, ah, ah, o un continuo aaaaah). Llévalo a cabo durante cuatro o cinco exhalaciones.

- Ahora deja que tu respiración fluya libremente y comienza a hacer sonidos sin significado, como si hablaras en un idioma desconocido o en la jerga típica de los bebés. Limítate a emitir sonidos que no tengan ningún sentido para ti.

- Continúa produciendo estos sonidos e imagina lo que estás expresando con ellos; también puedes hacer gestos y movimientos con tus manos y brazos sin que te lastimes. Sigue en contacto con tus sensaciones y sentimientos.

- Sigue repitiendo los sonidos durante un lapso de tres a cinco minutos. Ve modificando el volumen de tu voz –puedes subirlo o bajarlo a tu antojo–, de acuerdo con los sentimientos que desees expresar.

- Permite que los sonidos salgan libremente de tu garganta y solo concéntrate en qué es lo que necesitas expresar.

- Ahora expresa claramente con palabras lo que desees.

- Sigue observándote a los ojos y también expresa con palabras los sentimientos que experimentas en este momento.

- Realiza esta expresión clara durante dos minutos más.

- Si es necesario, tómate más tiempo para expresar lo que necesitas.

- Observa cómo te encuentras, cómo son tus sensaciones, tus sentimientos y cómo está tu cuerpo.

- Realiza cualquier movimiento que necesites.

- Permite que tu respiración se normalice y dedica unos minutos a reflexionar sobre tu experiencia con este ejercicio.

Autoobservación

_____

_____

_____

_____

_____

_____

Escucha a tu cuerpo

En realidad, el cuerpo humano es una máquina perfecta. Cada parte del mismo tiene una tarea que realizar: mientras el corazón late para impulsar la sangre requerida en todo el cuerpo, el cerebro manda impulsos eléctricos para que se realicen todas las tareas necesarias; a su vez, los sistemas muscular, óseo, nervioso, cardiovascular, linfático, digestivo y respiratorio trabajan al unísono, cada uno a su ritmo, realizando las tareas que le corresponden.

Entonces, si nuestro cuerpo es una creación tan exacta y perfecta, ¿a qué se deben nuestros problemas físicos? La respuesta es muy sencilla: aunque nuestro cuerpo dispone de todo lo necesario para equilibrarse, nosotros, con nuestra necesidad de control, nuestra exigencia para que se cubran nuestras expectativas, nuestra terquedad de querer que las cosas sean diferentes, que los demás sean y se comporten de otra manera y con esta gran capacidad que tenemos para hacer cambios en nosotros mismos —sin tomar en cuenta nuestra naturaleza y nuestra inteligencia interna—, pasamos el tiempo luchando, compitiendo, envidiando, criticando, apartándonos de nuestra esencia y dejando de reconocernos como seres únicos, inigualables y perfectos.

Hemos aprendido a no escuchar a nuestro cuerpo, pasamos por alto nuestras necesidades más básicas. Cuando un bebé tiene hambre, llora para pedir alimento; si nosotros tenemos hambre, ¡la ignoramos!, porque todavía no es hora de comer o porque tenemos mucho trabajo. Siempre encontramos muchas excusas para no cubrir nuestra necesidad. De la misma manera posponemos nuestra necesidad de descanso, pues nos decimos: "en este momento no tengo tiempo, tengo que seguir adelante, ya luego descansaré".

Esta falta de atención a tu sentir, afecta también tus necesidades emocionales. ¿Recuerdas alguna ocasión en que hayas deseado expresar enojo u otro sentimiento, pero eso está prohibido por las reglas de casa? ¿Qué mecanismos has desarrollado para ignorar tus necesidades emocionales?

Sin duda, podríamos hablar de un sinnúmero de cosas que hacemos a un lado, con lo que dejamos de escuchar nuestra sabiduría interna.

Tal vez ahora mismo te estás cuestionando respecto a tu derecho de satisfacer tus necesidades cuando surgen. Te sugiero que analices tu propio caso y tomes conciencia de la forma y la frecuencia en que dejas de dar importancia a tus necesidades, sentimientos y deseos.

En el siguiente capítulo entenderás la importancia de integrar cuerpo y mente para lograr un equilibrio en tu salud y en tu bienestar.

4. Mejorando la calidad de vida

Para lograr una aproximación que permita entender el funcionamiento del cuerpo humano, los investigadores lo han subdivido en partes: el sistema digestivo, el sistema cardiovascular, el sistema muscular, el sistema respiratorio y el sistema nervioso, y se han desarrollado especialistas en cada una de las partes; por ejemplo, el doctor "A" es especialista en el sistema digestivo, estudia y observa su funcionamiento y puede decir qué problema hay en el esófago, en el estómago o en alguna otra parte de este sistema. Sin embargo, muchos de los trastornos son provocados por un problema emocional, por lo que al pretender curar el órgano sin tomar en cuenta a la persona como un todo, la cura será momentánea o la enfermedad simplemente se trasladará a otro órgano del mismo sistema, o de otro.

La integración cuerpo-mente es fundamental para que nuestro organismo funcione adecuadamente. Los médicos no son los únicos que han hecho estos cortes para el estudio del cuerpo humano. A lo largo de nuestra vida aprendemos a separarnos de nuestras sensaciones y sentimientos, poniendo los pensamientos en un apartado diferente. En el capítulo anterior comenté mi experiencia respecto a la muerte de mi bisabuela. Yo sentía alegría de estar con mis primos; sin embargo, los adultos me decían que lo que debía sentir era dolor por la pérdida. Como en ese tiempo yo no estaba en posibilidad de cuestionar al adulto, consideraba que él tenía la razón y yo estaba mal, así que hice todo lo posible para sentir lo que, en su opinión, tenía que sentir. Ahí empecé a poner a un lado mis sentimientos y mi razón quedó totalmente apartada. Después de este evento viví un sinnúmero de experiencias más, en las que aprendí a invalidarme en aras de lo que se aceptaba como "correcto" o "apropiado". De esta manera es como vamos distanciándonos de nuestras necesidades reales. Estoy segura de que tú podrías contar algunas experiencias semejantes.

ANALIZANDO MI HISTORIA

Muchas experiencias de mi vida están relacionadas con la prohibición de hablar de los sentimientos. En mi casa no podíamos enojarnos ni expresar la tristeza o el dolor. Pero esto no solo aplicaba para mí, mis padres tampoco se permitían estos sentimientos: tenían que ser fuertes y aguantarse las lágrimas todo el tiempo.

Cuando falleció mi abuela materna, abracé a mi madre y ambas comenzamos a llorar; de pronto se acercó su hermana y le dijo en voz muy baja, pero que pude escuchar claramente: "¡deja de llorar, tienes que ser fuerte!" Para mí fue, otra vez, un gran choque entre lo que debíamos hacer y lo que sentíamos en ese momento.

También recuerdo que cuando era pequeña, cantaba y bailaba por todos lados y siempre hubo quien me dijo: "¡cállate, tú no sabes cantar, sirves para otra cosa pero no para cantar!" Ahora puedo ver esta parte de mi vida y darme cuenta de que me veían como un objeto de su propiedad: "tú sí haces esto, tú no haces aquello", y de esta manera cada vez me iba separando más de mi esencia. Había una brecha cada vez más amplia entre lo que debía hacer y sentir y lo que yo realmente sentía o quería hacer. Por supuesto que llegó el momento en que me cuestionaba cosas tan triviales como: "¿a qué quiero jugar?" Pero no se trataba realmente de ver a qué quería jugar, sino de determinar qué era lo "correcto" para los adultos. Algunos dicen que los niños de antes no padecían estrés. A mí me parece que sí, aunque no era un asunto tan relevante como hoy en día. Por ello, en el siguiente capítulo analizaremos el estrés en los niños.

Como personas, tenemos necesidades desde las muy básicas, como las fisiológicas: amor, seguridad, nutrición hasta de realización y trascendencia. Podemos saber claramente qué necesita nuestro cuerpo si realmente lo escuchamos: sabemos cuándo tenemos hambre y esta necesidad se manifiesta con ciertas sensaciones corporales. Un bebé no se cuestiona si es hora de comer o no, simplemente pide alimento por medio del llanto, que en ese momento es su manera de comunicarse. En cambio, cuando les pregunto a mis alumnos: "¿cómo sabes que tienes hambre?", muchos se quedan pensando. Para algunos es claro, pero para otros no. En este segundo grupo una de las respuestas fue: "porque son las 3 de la tarde y es hora de comer", como si nuestro organismo tuviera un reloj integrado. Lo que pasa es que nosotros queremos ponerle un reloj de acuerdo con las exigencias y la voz interna que nos dice lo que debemos hacer.

Las personas que están más en contacto consigo mismas me responden: "yo siento movimientos en mis intestinos", "a mí me duele la cabeza", "yo empiezo a salivar", "me doy cuenta de que empiezo a ponerme de malas", "a mí me dan náuseas". En fin, todos somos diferentes y necesitamos aprender a escuchar a nuestro cuerpo.

Por ejemplo, si creo que mi dolor de cabeza se debe a una infección, entonces en vez de comer tomo un medicamento, cuando quizás el hambre se manifieste en mí con un dolor de cabeza. Incluso, puedo saber qué necesito, si es algo salado, dulce, amargo o ácido; si necesito harinas, proteínas o grasas. La clave es aprender a escuchar a nuestro cuerpo. Esta explicación se relaciona con la comida, pero también podemos analizar qué nos gusta o qué no nos gusta en la vida, en nuestras relaciones, en nuestras actividades, en la manera de vestirnos o en lo que sentimos. Si nos desconectamos de nosotros mismos, es lógico que vivamos en continuo estrés y que no podamos mejorar nuestra calidad de vida.

La recuperación de nuestro yo consiste en regresar a nuestro ser a través del contacto con nuestros sentimientos y sensaciones. Siempre les comento a mis alumnos que "es importante regresar a nuestra casa", hablando metafóricamente de que la casa es "nuestro cuerpo y nuestra esencia".

Vivimos diferentes experiencias cada día, y a cada momento existen provocadores internos (como el hambre) y provocadores externos (como ver a una persona, una plática con alguien, una sonrisa o una mala cara); todos estos provocadores nos generan sensaciones corporales. Cuando detecto estas sensaciones, puedo darme cuenta claramente de qué es lo que necesito, ya sea comer algo o decirle a alguien que estoy alegre o enojada, o quizá solo alejarme de ahí. Por supuesto que tenemos varias opciones para cada situación, pero debemos estar alertas para reconocer nuestras sensaciones, ya que en ocasiones están contaminadas o bloqueadas por todos los aprendizajes sociales. Es importante poner mucha atención a nuestras necesidades reales. Todos los ejercicios que has realizado en los capítulos anteriores te ayudarán a ampliar tu conciencia acerca de tus sensaciones y a mejorar tu calidad de vida.

Un momento para reflexionar

La siguiente tabla está basada en el ciclo de experiencia de la psicoterapia Gestalt del libro *Proceso corporal*, de James I. Kepner.

Ve siguiéndola para que puedas darte cuenta de en dónde estás en este momento. Observa si tus sensaciones y sentimientos son claros o si estás detenida(o) en algún punto, lo que te provoca frustración y estrés.

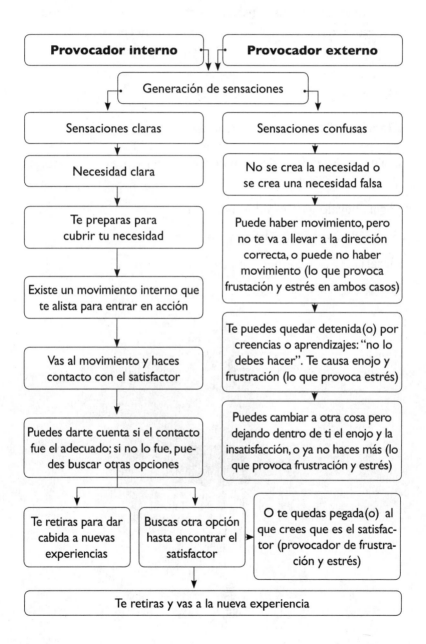

Esta tabla te ayudará a determinar qué tan separada(o) estás de ti. Con los ejercicios anteriores y los que expondré más adelante recuperarás tus sensaciones y sentimientos y así podrás empezar a darte cuenta de cuáles son tus necesidades.

MANOS A LA OBRA

Ejercicio Conciencia corporal

Objetivo: este ejercicio te ayudará a tener claras tus sensaciones corporales.

Lugar: llévalo a cabo sobre una cama.

Posición: acostada(o) boca arriba.

Materiales: dos cojines.

Duración: 15 a 20 minutos.

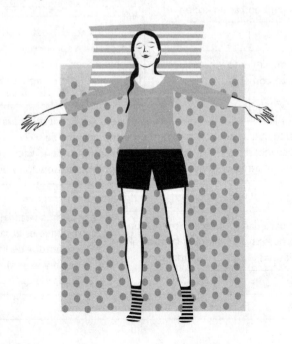

Indicaciones

Lee pausadamente las indicaciones antes de llevarlo a cabo; si consideras que es necesario grabarlo para que lo vayas siguiendo, hazlo y después sigue tus propias instrucciones.

Inicia el ejercicio acostada(o) sobre la cama y con un cojín bajo cada uno de tus brazos y manos; respira profundamente, inhalando por la nariz y exhalando por la boca.

Paso I

• Haz un rastreo mental de todo tu cuerpo iniciando por tus pies. Observa cómo los tienes colocados sobre la cama, siente su peso, tal vez puedas sentir qué temperatura tienen. Solo siéntelos.

• Ahora pon atención a tus piernas. ¿Cómo las tienes colocadas, qué parte de tus piernas se encuentra en contacto con la cama y qué parte no la toca, cómo es para ti la sensación? ¿Puedes sentir completamente tus piernas desde los tobillos hasta los muslos, cómo es su temperatura?, ¿cambia ésta?, ¿puedes detectar diferencias o alguna tensión? Solo sigue sintiéndolas.

• Ahora concéntrate en tus glúteos, después percibe tu cadera y tu estómago. ¿Cómo te sientes, cómo es la temperatura, qué sensaciones tienes? Solo concéntrate en esta parte de tu cuerpo.

• Continúa con tu pecho, tu espalda, tus hombros, brazos y manos. Ve revisando cada parte, cómo la sientes, qué temperatura tiene, qué tanto puedes sentirla realmente, en dónde sientes más peso, o si percibes alguna tensión. No trates de modificar nada, solo date cuenta de cómo estás y analiza cada sensación o la ausencia de ella.

- Ahora centra tu atención en tu cuello, tu cara, tu cabeza. Tal vez puedas sentir si hay alguna tensión o dolor u observar el relajamiento de cada músculo. Solo siente sin hacer cambios.

- Por último, siente tu respiración y tu ritmo cardiaco.

Ahora que sabes hasta dónde puedes sentir tu cuerpo, iniciarás un ejercicio de movimiento continuo que te tomará un minuto.

Paso 2

- En la misma posición, acostada(o), empieza a golpear con ambas piernas (una y una) sobre la cama.

- Acompaña el movimiento de tus piernas golpeando los cojines con los puños cerrados, con tus brazos colocados a los lados del cuerpo.

- Integra un movimiento de cabeza de un lado hacia el otro, como diciendo "no".

- Inhala por la nariz y exhala por la boca. Si quieres emitir algún sonido, hazlo. Esto también te ayuda a mover y sentir tu energía en todo tu cuerpo.

- Lleva a cabo este movimiento integrador durante un minuto.

- Ahora detente y permite que tu respiración se normalice y repite el rastreo mental de tu cuerpo (paso 1), haciendo conciencia de los cambios en tus sensaciones corporales.

Repite este ejercicio por lo menos una vez por semana para ampliar tu conciencia corporal.

También resulta un excelente ejercicio para el manejo del estrés.

Autoobservación

_____

_____

_____

_____

_____

_____

MEJORANDO LAS RELACIONES

Sería muy pretencioso de mi parte escribir en unas cuantas páginas un listado de puntos para mejorar las relaciones con los demás. Sin embargo, estoy convencida de que un paso importante y necesario para estar mejor con los demás es la recuperación de nuestro yo interno. Si me siento frustrada o estresada, mis relaciones no pueden ser del todo positivas y sanas; no puedo querer incondicionalmente a alguien si yo no me acepto como soy; no puedo respetar a los demás si yo no me respeto; no puedo cuidar a otros si yo no me cuido. Por lo tanto, el primer paso para recuperar mi yo es conocerme, escucharme, cuidarme, comprometerme con mi desarrollo y llevar a cabo todo lo necesario para mi realización en todos los aspectos de mi vida.

Si desarrollamos nuestra conciencia corporal, a partir de ahí podemos investigar qué sentimientos surgen o están presentes en los distintos eventos de la vida; qué situaciones nos provocan felicidad, tristeza, enojo, frustración, etcétera, y poco a poco nos iremos dando cuenta de que muchos de los sentimientos que experimentamos son provocados porque depositamos nuestro poder en otras personas: ¿cómo es posible que otros sean responsables de que nosotros seamos felices, de que estemos tristes o de que nos sintamos realizados o frustrados? Metafóricamente hablando, les cedemos el volante a otras personas para que manejen nuestra vida.

La comunicación es un aspecto básico para tener buenas relaciones. Comunicarme es poder expresarle al otro cómo estoy y cómo me siento, pero sin culpar a nadie de lo que me está pasando. Cuántas veces una expresión dicha de frente a un grupo de personas provoca en algunas de ellas una sensación de malestar, mientras que para otras no tiene ninguna carga emocional, simplemente la escuchan y pueden incluso cuestionar si tiene o no sentido para ellas; pero, por lo general, las personas que sintieron molestia vivieron anteriormente alguna experiencia en relación con aquello que escucharon.

Yo me puedo reconocer en las dos posiciones: he dicho algo y alguna persona se ha sentido afectada o agredida, o cuando alguien ha hecho algún comentario yo lo he tomado de manera personal, pero en ambas la responsabilidad es solo mía, "aunque usted no lo crea". Para tener una buena relación, ambas partes tenemos que poner 50%; si no es así, la relación se desequilibra. Esto quiere decir que si en una relación de amistad yo soy la única persona que busca los posibles encuentros, como hablarle por teléfono a la otra persona, organizar una salida para ir a tomar un café, ir al cine, o invitar, va a llegar el momento en que me voy a sentir cansada, frustrada y abusada. No se trata de llevar la cuenta, pero sí debe existir un equilibrio en cualquier relación respecto al dar y recibir. Éste es un principio del orden desde un punto de vista sistémico, del cual habla Bert Hellinger en su libro *Órdenes del amor.*

Por lo tanto, si quiero tener buenas relaciones, es importante que hable desde lo que siento, haciéndome responsable de lo que genera mi comportamiento respecto a la relación.

ANALIZANDO MI HISTORIA

Seguramente te resultará familiar la expresión "estás trepanado del cerebro". Yo la usaba cuando alguien cercano decía lo que, a mi parecer, era una tontería; no tenía ninguna conexión con algún evento en mi vida.

Sin embargo, después de la operación que le hicieron a mi nieta para corregir su hidrocefalia, dejé de usar dicha expresión; ahora me doy cuenta del peso tan fuerte que puede tener y, cuando la escucho, me afecta. Puedo darme cuenta de que la experiencia modificó mi sentir en relación con esas palabras; también puedo entender que hay frases que nos dicen o que decimos, con las cuales nos sentimos afectados o afectamos a otros. Ahora procuro ser más cuidadosa.

En varias ocasiones le dije a mi hermana que estaba "loca", ya que para mí, loca era una persona que hacía cosas que yo no me atrevía o no quería hacer; por ejemplo, mi hermana se levantaba muy temprano y antes de salir a trabajar dejaba la comida hecha, la mesa puesta, la ropa lavada y llevaba a sus hijos a la escuela. Para mí todo eso era de "locura", ¿cómo levantarte tan temprano y hacer tantas cosas? También usaba esta palabra cuando alguna amiga me compartía que había organizado una fiesta de disfraces y se había hecho un traje que tardó varios días en elaborar; para mí, eso era una "locura".

Esta palabra resultó motivo común de conflicto: a mi hermana le molestaba y la sentía como una crítica constante de mi parte. Me reclamó y, aunque yo le expliqué por qué y cómo la usaba, de cualquier forma me pidió que no la utilizara con ella. Como quería mantener la buena relación, decidí eliminarla de mi vocabulario. Al principio me costó un poco de trabajo pues la decía en automático; sin embargo, al tomar conciencia de lo que estaba provocando, dejé de usarla.

Poco a poco fui dándome cuenta del impacto que tenían mis palabras y logré hacer un cambio en mi forma de comunicarme con los demás. Aprendí también que cuando le digo a alguien cómo me siento con su comportamiento y no pretendo decirle que es un malvado o grosero, logro que exista una comunicación más sana en nuestra relación y puedo resolver con mayor facilidad los conflictos o desacuerdos que se me presentan.

Cuando la comunicación se convierte en una lucha para ver quién es el ganador de la discusión o quién la pierde, quién tiene la culpa de las situaciones y quién se tiene que someter, ello implica siempre un ganador y un perdedor. Por supuesto, el perdedor buscará el momento en que pueda ganarle al otro y siempre se la pasarán discutiendo, peleando y sin llegar a acuerdos benéficos para la relación. Este continuo pleito es un generador de estrés.

Un punto importante es autoobservarte y darte cuenta de cómo te afectan las situaciones, con quiénes te sientes más afectada(o), qué conductas o qué comentarios te desequilibran. Si es con una persona con la que te interesa mantener y mejorar la relación, necesitas aprender a decir lo que sientes y piensas sin echarle la culpa ni pretender que te ruegue que le perdones. Solo debes hablar de tus sentimientos y de la manera en que ambas partes pueden hacer los cambios pertinentes. Aprende a escuchar sus puntos de vista y lleguen a un buen acuerdo. También es necesario que aprendas a identificar situaciones en las que tú provocas malestar. Aunque de pronto pienses: "no era mi intención lastimarla(o)", si la persona está molesta o herida por lo que dijiste o cómo lo dijiste, aunque para ti no tenga ninguna carga emocional, es obvio que para el otro sí la tiene. Si quieres mantener una buena relación, procura no decir cosas que afecten a otros; esto significa no faltarle al respeto con malas palabras o groserías, asume la responsabilidad de tus actos. Lo que nos pasa es nuestra responsabilidad. "Lo que no me gusta que me hagan, no se lo hago al otro".

Federico es un hombre de 45 años, casado y tiene una hija de 16 años llamada Verónica. Viene a terapia pues le preocupa la mala comunicación con su hija. Comenta que en su casa y en especial con su hija se percibe continuamente un ambiente tenso; él se siente nervioso, ansioso y con mucho estrés. Me reporta que cuando habla con Verónica, quiere ayudarla y orientarla para que no tenga problemas en su vida y evitarle así experiencias dolorosas con sus amistades. Sin embargo, ella se molesta y empieza a gritar. Él se va enojando hasta llegar también a los gritos y mandarla castigada a su recámara, lo que implica la prohibición de salir por uno, dos o más días. Por lo tanto, cada vez resulta más difícil el acercamiento, pues desde el momento en que él pretende hablar, ella empieza a hacer muecas y apenas habla.

En una de nuestras sesiones le pedí que representáramos una de las ocasiones en que él se había acercado a hablar con su hija para aconsejarla. Yo iba a representar a Verónica y expresaría sus comentarios. Le agradó la idea e imaginamos un escenario. Verónica se encontraba en su cuarto viendo un programa de televisión con sus cuadernos sobre la cama, "haciendo la tarea y estudiando" cuando él entró. En ese momento me confesó que cuando vio el cuadro se sintió molesto y le dijo: "así no se puede estudiar, tienes que sentarte con la televisión apagada y concentrarte en lo que estás haciendo". Continuó diciéndome: "seguramente sus amigos lo hacen igual". "Entré, la saludé, le di un beso y me senté junto a ella."

A partir de este punto iniciamos la escenificación:

F: *¿Qué estás haciendo?*

V/T: *Mi tarea.*

F: *¿Cómo, con la televisión prendida?*

V/T: *Bueno, papá, la verdad es que la acabo de prender para relajarme un momento.*

F: *No es un buen lugar para que hagas la tarea, lo más conveniente es que la hagas en el escritorio.*

V/T: *Aquí estoy cómoda.*

F: *No puedes estar cómoda haciendo tu tarea en esa posición, cámbiate al escritorio.*

V/T: *Papá, así estoy bien, así estudio yo.*

F: *¿Cómo es posible? Yo siempre estudiaba en el lugar adecuado.*

V/T: *Pues tú, porque mis amigas y yo estudiamos así.*

F: *Sí, tus amigas y amigos son unos buenos para nada, no te comportes como ellos.*

V/T: *¡No te metas con ellos!*

F: *Sí me meto porque no te convienen, necesitas aprender a hacer las cosas adecuadamente. ¿Cómo pretendes estudiar con la televisión prendida, acostada en la cama, con tus cuadernos regados por todas partes? Hablas por teléfono a cada rato; solo te hablan para quitarte el tiempo, no estás concentrada. ¿Cómo vas a ser buena estudiante si no haces las cosas bien? Ahora entiendo por qué sacas esas calificaciones.*

V/T: *¡Ya, papá, sal de mi cuarto! Vas a empezar con lo mismo. ¡Yo soy diferente a ti! ¡No te metas con mis amigos! ¡Ya déjame en paz!*

F: *Ya me cansé de tus berrinches. Estás castigada y no vas a salir mañana. (Sale del cuarto y azota la puerta).*

Federico comenta que Verónica se queda llorando y muy enojada.

Después de que representamos todo el evento, el siguiente paso en la sesión fue pedirle que él representara a su hija y yo lo representaría a él. Cuando yo estaba representándolo, él se dio cuenta de lo invasivo que era con Verónica: no estaba respetando sus espacios y en vez de manifestar su preocupación, lo que expresaba era su desacuerdo con la manera en que ella hacía las cosas; también se percató de que la invalidaba y criticaba fuertemente a sus amigos sin siquiera conocerlos.

En muchas ocasiones no nos damos cuenta de lo que generamos con lo que decimos y cómo lo decimos, ni estamos conscientes de la carga que tienen nuestros comentarios y nuestras palabras. Si verdaderamente queremos mejorar nuestras relaciones, es importante que tomemos conciencia de nuestros actos y de nuestra comunicación para que ambas personas juguemos a ganar en la relación. Por supuesto, una mejoría en la comunicación ayuda en gran medida a bajar la tensión y el estrés.

El ejercicio del observador presentado en el capítulo anterior te ayuda a saber cuál es tu participación en la generación de los conflictos, y si tu comportamiento está orientado a demostrar quién tiene la razón o a resolver en verdad una situación.

MANOS A LA OBRA

Ejercicio Pensamientos positivos

Objetivo: este ejercicio te ayudará a ver situaciones positivas en tu vida diaria, con lo cual reducirás tu nivel de estrés.

Lugar: un lugar donde no te interrumpan.

Posición: sentada(o) o de pie.

Materiales: ninguno.

Duración: 5 minutos.

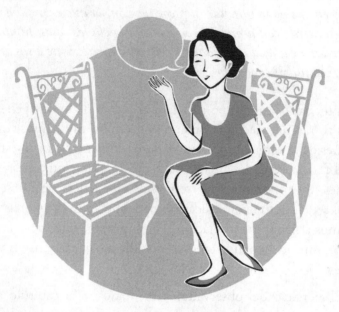

Indicaciones

Puedes realizar este ejercicio cuando quieras. Verdaderamente mejorará tus relaciones.

- Colócate en una posición cómoda e inicia, como en otros ejercicios, con tres o cuatro respiraciones profundas.

- Imagina frente a ti a la persona con la que quieres mejorar tu relación.

- Ahora obsérvala detenidamente y define cómo te sientes.

- Empieza a decir, ya sea en voz alta o mentalmente, todo lo que te molesta o no te gusta de esa persona (no utilices frases como "eres un majadero", habla del hecho concreto, por ejemplo: "no me gustó que no me abrieras la puerta cuando yo venía con los brazos ocupados", o "me molestó mucho que no me hablaras a la hora que quedamos". Eso es mejor que decir: "eres un impuntual, siempre haces lo mismo"). Continúa expresándote por un minuto; si necesitas más tiempo, no te detengas.

- Respira profundamente y revisa tus sentimientos, solo observando cómo estás.

- Empieza a hablar en voz alta o mentalmente de lo que te agrada de esa persona, de igual forma, con hechos concretos, por ejemplo: "me gusta que cuando llegamos a comer siempre me acomodas la silla", "me agrada cuando me dices lo bien que me veo". Llévalo a cabo el tiempo necesario.

- Si te resulta difícil el paso anterior, recuerda qué te llevó a establecer esa relación y de esa manera encontrarás los aspectos positivos de la persona. (Si en realidad no encuentras nada bueno en ella, analiza si te conviene continuar con la relación).

- Ahora respira profundamente y observa cómo estás en estos momentos. Muévete libremente y continúa con tus actividades.

Puedes hacer una variante a este ejercicio. Realízalo diariamente por las mañanas durante cinco minutos.

- En una posición cómoda, respira profundamente y exhala todo el aire. Repite esta respiración tres o cuatro veces.

- Ahora imagina que estás frente a ti o lleva a cabo el ejercicio parándote frente a un espejo.

- Di todo lo que te agrada de ti, con expresiones concretas como: "me gusta que generalmente me levanto cantando por las mañanas. También me gusta cómo combino los colores de mi ropa. Me agrada hacer ejercicio cuatro veces por semana". Reconócete todo lo que tú haces y vales.

- Respira profundo y mueve tu cuerpo como quieras. Ahora continúa con tus actividades.

Son solamente cinco minutos destinados a pensamientos positivos acerca de ti y de los demás. Llévalo a cabo diariamente y en muy poco tiempo verás cambios favorables en tus relaciones y en tu vida personal.

ORGANIZANDO Y PLANIFICANDO TU VIDA COTIDIANA

Hay diversos cursos para la planificación del tiempo libre, del proyecto de vida, la organización de la vida diaria, etcétera. También abundan los libros que hablan sobre la importancia de organizar y planificar. A mi parecer, es importante que hagas un plan para tu día y que organices tus tareas de manera que dediques un tiempo libre para lo que te gusta y para lo que se presente día a día.

Leí un libro muy interesante en relación con este punto: *El pequeño instructivo de cómo ser huevón sin fracasar en la vida*, escrito por Suzanne Cane y Olvera. Me llamó la atención el título, pero cuando me fui adentrando en la lectura descubrí que para disfrutar realmente de la vida y gozar los tiempos libres, necesitamos organizarnos y hacer las cosas bien. En su libro Suzanne Cane pregunta: "¿cuántas veces no te has dicho 'no me alcanzó el tiempo', 'se me hizo tarde' y de verdad no puedes hacer algo que realmente te gustaría hacer o no puedes compartir más tiempo con tus seres queridos?" Ella hace una propuesta interesante que yo adopté inmediatamente; es fácil, efectiva y redujo mi tiempo de trabajo, ya que me di cuenta de que aun cuando decía que trabajaba ocho horas al día, el tiempo productivo real era tal vez de la mitad.

Una de las recomendaciones de Suzanne es: "hay que hacer bien las cosas la primera vez, para no trabajar el doble".

Como no me organizaba adecuadamente, pasaba mucho tiempo buscando papeles, dando vueltas por todos lados, recolectando lo necesario para trabajar, y cuando me daba cuenta, solo me quedaba una hora para hacer mi tarea. La hacía, pero ya como saliera; obviamente, después tenía que componerla. Esto me ha pasado muchas veces en mi vida. Recuerdo que cuando inicié mis estudios, tardaba alrededor de una hora tan solo para empezar a hacer mi tarea, hasta que me regañaba y me decía: "ya, María Elena, ¡ponte a trabajar!" Siempre argumentaba: "es que no tengo tiempo", "tengo que hacer muchas cosas y no me alcanza el tiempo", "el día debería tener 36 horas, no 24", y cosas por el estilo.

Lo que haces bien no tienes que volver a hacerlo. Esta frase es muy cierta; la propuesta es que si te organizas adecuadamente y haces las cosas bien, solo vas a invertir tiempo en hacerlas, no tienes que estar repitiéndolas una y otra vez hasta que queden como las necesitas. Si logras poner en práctica esta propuesta, podrás mejorar tu calidad de vida, dándote espacios para disfrutar, para relajarte, para estar con tus seres queridos y, por supuesto, reducir el nivel de estrés.

ANALIZANDO MI HISTORIA

Esto no me sucedió solo en una ocasión, más bien era mi forma de vida cotidiana: llegaba al colegio en donde trabajaba, saludaba a todos, iba a mi oficina, empezaba a acomodar mis cosas y en ese momento decidía qué era prioritario hacer. Si de pronto recordaba que al siguiente día se vencía el plazo para entregar un artículo, trataba de que no me interrumpiera nadie y me ponía a escribirlo, dejando a un lado todos los pendientes que había para ese día. Por supuesto, no me daba tiempo de hacer nada, había tenido un mes para escribir el artículo y solo un día antes me sentaba a hacerlo. Además de sentir la angustia de la entrega inmediata, también me sentía agobiada por todo lo que dejaba de hacer. Al siguiente día llegaba al colegio, revisaba de nuevo el artículo antes de entregarlo, lo corregía si algo no me parecía correcto y de cualquier forma lo entregaba, sin sentirme del todo a gusto con lo que había hecho. En una ocasión me puse a revisar mis prioridades del día: no recordé que había planeado una junta, pero por la tarde tenía que dar una clase y además tenía pendiente revisar los trabajos que habían entregado mis alumnos. Pospuse la junta para el día siguiente, empecé a revisar los trabajos de mis alumnos y así se me pasó otra vez el día. Al siguiente día tenía en mente la junta, la llevamos a cabo, tratamos algunos puntos que nos interesaban, pero como después tenía una cita con un cliente, era necesario discutir rápidamente y concluir la reunión. Atendí a mi cliente y cuando se fue, me di cuenta de que había olvidado revisar algunas situaciones importantes en la junta: no llevaba conmigo mis notas y tuve que hablarle a cada una de las personas que fueron a la junta y trabajar individualmente con ellas durante 20 a 30 minutos para comentar las situaciones que olvidé, en vez de dar la información y ponernos de acuerdo en dos horas. Mi falta de planeación y orden me hizo trabajar cuatro horas extra.

Esto me resultaba sumamente desgastante y muy poco efectivo, además de provocarme un alto nivel de estrés.

Ahora soy mucho más organizada, tengo un calendario de juntas y aunque pueda surgir de pronto una reunión extraordinaria, también es una junta organizada. Anoto todos los puntos a revisar y no me pierdo intentando recordar lo que deseaba tratar.

Cuando debo escribir un artículo o preparar una clase o una conferencia y sé que tengo tal vez 15 o 30 días para hacerlo, calculo el tiempo que me va a llevar hacerlo y procuro iniciar desde el siguiente día para estar lista con anticipación. Así me siento más relajada, reviso mi trabajo, practico si es una conferencia, me siento satisfecha con lo que entrego o con mi plática y dejo de pensar todo el tiempo en lo que tengo qué hacer.

UN MOMENTO PARA REFLEXIONAR

Toma unos minutos, ponte en una posición cómoda, respira profundamente y contesta con sinceridad las siguientes preguntas:

- ¿Cómo pierdes tu tiempo?
- ¿Cómo te preparas para llevar a cabo alguna actividad?
- Cuando empiezas a hacer alguna tarea, ¿cómo te distraes y dejas de hacerla?
- ¿Hasta qué punto te pasas haciendo los trabajos de otros y dejas los tuyos a un lado?
- ¿Permites que te interrumpan cuando estás trabajando?
- ¿Cuántas cosas tienes pendientes en este momento?
- ¿Cuáles son?
- ¿Qué tan a menudo te sucede que vas por alguna cosa y cuando llegas al lugar, no recuerdas a qué fuiste, te regresas, pero a medio camino lo recuerdas y vuelves por ella?

- ¿Después de arreglarte decides cambiarte de ropa porque no va bien con la ocasión o porque ya no te gustó?

- Cuando te sientas a hacer algo y te das cuenta de que no tienes todo lo necesario, ¿cuántas veces te levantas para ir por lo que vas necesitando?

- ¿Con qué frecuencia pospones para un día después alguna actividad importante?

- ¿Tienes claros tus objetivos cuando realizas una actividad?

- ¿Dejas inconclusas tus actividades?

- ¿Haces compromisos que sabes de antemano que no puedes cumplir?

MANOS A LA OBRA

Ejercicio Ordenando tu vida

Objetivo: este ejercicio te ayudará a evitar tiempos perdidos.

Lugar: busca un lugar en donde no te interrumpan.

Posición: sentada(o) frente a un escritorio o mesa de trabajo.

Materiales: cuaderno y lápiz o pluma.

Duración: 30 minutos.

Indicaciones

El cuaderno será tu compañero por algún tiempo, así que es importante que lo traigas contigo diariamente.

En la primera página, escribe el título "Ordenando mi vida" y después tu nombre.

En las siguientes siete hojas escribe todo lo que haces cada día de la semana. Trata de no dejar fuera ninguna actividad de las que realizas.

Por ejemplo:

Lunes:

- Me levanto.

- Hago ejercicio.

- Me baño y me arreglo.

- Desayuno.

- Me voy a trabajar: dos clases de 9.30 a 11.30.

- Tengo una junta con la directora académica, en la que acordamos las actividades a realizar y revisamos los asuntos pendientes.

Así continúa la lista de todo el día.

Es mejor que lo hagas como una lista para que te des cuenta de todo lo que haces. Después revisarás todos los puntos.

Cuando termines con las listas de los siete días, empieza a determinar qué actividades son realmente importantes y qué actividades te quitan el tiempo. Marca con un lápiz de color aquello que no es necesario que hagas personalmente.

Ahora escribe a un lado de cada actividad cuánto tiempo te tardas en hacerla y en cuanto tiempo podrías hacerla sin distractores.

Por ejemplo:

ACTIVIDAD	TIEMPO ACTUAL	TIEMPO S/D
Levantarme y prepararme para el ejercicio	20 minutos	15 minutos

Ejercicio	1 hora	1 hora
Baño y preparación	45 minutos	45 minutos
Desayuno tranquilamente	30 minutos	30 minutos
Traslado a la escuela	10 minutos	10 minutos
Llegada y saludo	40 minutos	10 minutos
Clase	2 horas	2 horas
Junta	2 horas	30 minutos

Observé que mi día era como este ejemplo. Me di cuenta de que sin distractores en las primeras actividades los tiempos no variaron; sin embargo, en la llegada y saludo, así como en el tiempo de la junta, perdía mucho tiempo, platicando y discutiendo cosas irrelevantes.

Eso repercutía en tener varios asuntos pendientes, no atender a algunas personas o atenderlas en mis tiempos de descanso, todo lo cual me generaba tensión, cansancio y mucho estrés.

Sin embargo, definiendo y respetando el tiempo asignado, liberé más de dos horas de mi tiempo.

Empieza a preparar tus horarios y a definir cuánto tiempo puedes ahorrar y dedicarlo a ti misma en algo que realmente quieras.

Si ya terminaste, trata de conectar tus objetivos con lo que estás haciendo y analiza si tus acciones te van acercando a tu meta; si no es así, dale otra dirección a tus movimientos.

Escribe en las siguientes líneas qué observaste, dónde estás perdiendo tiempo y qué de lo que haces no te lleva al logro de tus objetivos. Escribe también qué puedes modificar para disminuir tu nivel de estrés.

Autoobservación

Uno de los puntos importantes para organizar y planificar tu vida es el orden, por lo que necesitas contar con un espacio adecuado y agradable.

MEJORANDO EL ESPACIO PERSONAL

Hay diversos libros que hablan de la importancia de mantener en orden tus espacios; algunos de ellos se refieren al *Feng Shui*. El *Feng Shui* es una antigua práctica china que habla de la distribución de los muebles, el flujo de energía, el orden y la limpieza. Estar en lugares apropiados te ayuda a llevar a cabo tus tareas con más rapidez, te hace sentir mejor, aumenta tu creatividad y, como afirma Mary Lamber en su libro *Cómo eliminar el desorden con el Feng Shui*, mejora la salud, incrementa la prosperidad, aumenta el éxito personal y mejora las relaciones.

El desorden es un gran generador de estrés; cuando te dispones a realizar una tarea pero, para llevarla a cabo, necesitas quitar todo lo que hay encima de tu escritorio, esto, además de quitarte tiempo, modifica tu estado de ánimo: tienes que limpiar primero antes de trabajar, pensar dónde vas a poner todo lo que hay ahí, etc. A mí me ha pasado que empiezo a revisar lo que estoy quitando y me entretengo pues algo de ahí llamó mi atención, o me molesto porque no tengo un espacio adecuado para trabajar.

En el desorden es probable que no encuentres lo necesario para llevar a cabo tu tarea, o que tengas que levantarte varias veces para tener a la mano todo lo que necesitas.

El aspecto de tu casa, así como el de tu oficina, tu escritorio, tu recámara, tu cocina o tu sala, refleja cómo es tu vida. Si tienes muchas cosas tiradas y fuera de su lugar, seguramente tú misma te sentirás en el caos. Imagínate, si todo el tiempo te sientes en tensión y no sabes dónde encontrar lo que necesitas; tienes una pila de libros y necesitas quitar uno por uno hasta encontrar el que quieres; sacas alguna ropa de tu cajón y la encuentras totalmente arrugada y sucia; de pronto entras a tu espacio y los focos están fundidos o tal vez entras y tropiezas con algo, esta tensión se va incrementando y te va generando cada vez más estrés.

Hay lugares a los que llegas y te sientes a gusto, relajada(o), e incluso no quieres salir de ahí, pero también hay otros en los que te sientes incómoda(o) y quieres irte lo más pronto posible. Reflexiona cómo es tu lugar. ¿Quieres salir corriendo o te sientes bien cuando estás ahí?

UN MOMENTO PARA REFLEXIONAR

Contesta honestamente las siguientes preguntas. Ello te ayudará a determinar qué tan ordenados tienes tus espacios y a descubrir lo que te gusta acumular a pesar de que está generando caos y estrés en tu vida.

- ¿Tu clóset está lleno de ropa que ya no usas?
- ¿Tus zapatos están sucios, en desorden y amontonados?

- ¿Tus cajones están llenos de papeles, plumas, recuerditos y todo lo que te "encuentras en el camino"?

- ¿Tu ropa está desordenada en los cajones y revuelta con otras cosas?

- En el área donde guardas utensilios de arreglo personal ¿hay cremas, cosméticos, cepillos y diferentes cosas que no usas?

- ¿En tus bolsos dejas papeles, notas o recibos que ya no te sirven o utilizas tu bolsa como clóset?

- ¿Tu cuarto está sobrecargado de adornos, libros, recuerditos, muñecos, etcétera?

- ¿Tienes aparatos guardados que no sirven pero piensas llevarlos a reparar?

- ¿Tu área de trabajo está llena de cosas todo el tiempo?

- ¿Tienes trastes viejos, herramientas inservibles o telas guardadas que no has ocupado en mucho tiempo?

- ¿Tienes revistas viejas, periódicos y libros que no te animas a desechar?

- ¿No invitas a tus amigos a tu casa por pena de que la vean?

Si respondiste afirmativamente a más de ocho preguntas, tienes un gran desorden en tu casa y seguramente también en tu vida, lo que resulta en un gran generador de estrés. Si fueron entre cuatro y siete, cuidado, este nivel ya te habla de desorden; empieza a limpiar antes de verte inmersa(o) en el caos. Si fueron menos de cuatro afirmaciones, no tienes un problema grave con el orden pero sigue observando y cuidando tus espacios.

MANOS A LA OBRA

Ejercicio Aprendiendo a ver

Objetivo: este ejercicio te ayudará a identificar el nivel de orden o desorden que hay en tu vida.

Lugar: en todos tus espacios.

Posición: de pie, caminando.

Materiales: ninguno.

Duración: 5 a 20 minutos.

Indicaciones

Ahora es importante que entres en tu casa, no con la familiaridad habitual, porque con esa actitud ya no percibes lo que está tirado o descompuesto; entra como si entraras a la casa de otra persona, en donde observas todo lo que hay, el acomodo de las cosas, la combinación de colores, etcétera.

- Observa cada objeto del lugar.
- Fíjate en todos los detalles.

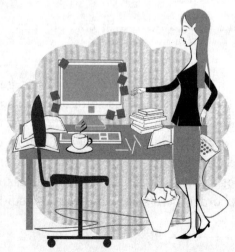

- Ve si hay cables en mal estado o simplemente que se vean y además estorben.

- Descubre si hay algunas cosas rotas o despostilladas.

- Observa si las paredes están sucias o maltratadas.

- Determina si la combinación de colores es agradable para ti.

- Observa si hay adornos que te molesten o estorben.

- Revisa si hay cosas fuera de su lugar.

- Analiza qué te gusta, qué te molesta o qué te estorba.

- Ve si alguna esquina está llena de objetos.

- Nota si los libros están apilados o desordenados.

- Observa cada esquina, cada parte del lugar o del cuarto, define como te sientes ahí.

- Recorre poco a poco todos los espacios y siente cómo es estar en tu oficina, en el lugar donde trabajas o en el lugar donde pasas más tiempo. Lleva a cabo esta observación detallada en cada espacio.

Ahora que ya te diste cuenta de dónde hay desorden, empieza a ordenar poco a poco; como te puede llevar mucho tiempo, es recomendable que no lo hagas todo en un solo día. Ve primero a la zona donde pasas más tiempo; empieza con un cajón, con una esquina o con tu clóset. Tal vez puedas cumplir una tarea de orden por semana o, si te es posible, asígnate una hora al día. Decide cuánto tiempo vas a ocupar en tirar lo que ya no sirve, regalar lo que está bien pero ya no usas y disponer adecuadamente lo que utilizas. Hacer estas tareas te va a servir para disminuir el estrés, pero no te presiones haciéndolas, pues si te enojas contigo o quieres acabar todo en un día, eso te va a generar mayor estrés.

Tu recámara es un lugar muy importante; acuéstate en la cama, abre tus ojos y precisa qué es lo primero que ves cuando despiertas. ¿Te parece agradable la vista? Si cada vez que despiertas ves un mueble roto y dices: "¡qué horror, odio ese mueble!", analiza el efecto que eso tiene en tu día y después genera un lugar agradable para despertar en él. Tal vez éste es uno de los primeros lugares que necesitas ordenar, pintar, modificar o limpiar. "Recicla"; si no hay movimiento, todo se estanca en tu vida.

Para evitar el estrés necesitas organizar y planificar tu vida cotidiana, a fin de que puedas disponer de mayor tiempo para tu diversión y esparcimiento. Si estás en lugares limpios, ordenados y agradables te vas a sentir cada vez mejor, con pensamientos positivos, mayor energía y buena salud.

RESPIRANDO Y MEDITANDO

Toma en cuenta que mejorar tu calidad de vida no solo es hacer ejercicio. Es importante que te observes y te conozcas profundamente en todos los aspectos: para recuperarte a ti misma(o), necesitas saber lo que quieres, identificar cómo te sientes e integrar tu cuerpo, tu mente y tus emociones. Esto también implica responsabilizarte de tus actos y de tus conductas hacia los demás, lo cual te ayudará a mejorar tus relaciones con las personas que te rodean.

Como ya lo he mencionado, la meditación crea un espacio para nosotros, en donde podemos acomodar toda la información que recibimos del exterior; sin estos momentos padecemos altos niveles de estrés, ya que es imposible que nuestro cerebro asimile tanto conocimiento.

Espero que ya hayas puesto en práctica los distintos ejercicios para el manejo del estrés, así como los encaminados a identificar cómo te encuentras en cada momento. Estos ejercicios te ayudarán a hacer los cambios en tu estilo de vida que puedan ser benéficos para ti. A continuación incluiré algunos ejercicios de respiración y meditación a fin de ampliar las opciones para reducir tu estrés.

Manos a la obra

Ejercicio Meditación a través de la respiración

Objetivo: como cualquier ejercicio de meditación, éste te ayudará a estar consciente de tu cuerpo, a liberarte por un momento de todos tus pensamientos y a tener un espacio para ti.

Lugar: cualquier lugar en donde estés sin interrupciones.

Posición: puedes llevarlo a cabo acostada(o) o sentada(o).

Materiales: ninguno.

Duración: 15 minutos.

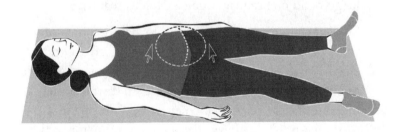

Indicaciones

Ponte en una posición cómoda; si estás sentada(o), procura que tu espalda esté recta, sin apoyarla y mantén brazos y piernas sin cruzar. Si estás acostada(o), coloca tu cabeza al mismo nivel que tu cuerpo, no uses almohada; si tienes algún problema en la espalda, coloca una almohada debajo de tus rodillas.

Antes de empezar esta meditación, lee las instrucciones.

- Inicia respirando profundamente y exhalando ahora también por la nariz.
- Realiza todo el ejercicio con esta respiración.
- Observa cómo expandes tu abdomen y tu pecho en cada inhalación y cómo los contraes cuando exhalas.
- Siente en cada inhalación hasta dónde llega el movimiento que se genera con esta expansión y qué tanto se contrae en la exhalación.
- Sigue consciente de este movimiento cíclico al inhalar y exhalar.
- Mantente solo en contacto con tus sensaciones y con tu respiración.
- Trata de mantener esta conciencia el mayor tiempo que puedas. En principio pueden ser unos cuatro minutos, luego ocho o el tiempo que tú decidas regalarte.
- Si tienes algún pensamiento, solo date cuenta, obsérvalo, pero vuelve a centrar tu atención en tu respiración. No te preocupes si al principio te cuesta trabajo mantener tu conciencia respiratoria sin distracciones. Ve incrementando poco a poco el tiempo destinado a esta meditación. Cada nueva meditación será mejor para ti.
- Cuando hayas terminado tu meditación, mueve suavemente tu cuerpo, realiza lentamente cualquier movimiento que necesites hacer, abre tus ojos a tu tiempo y a tu ritmo y, cuando estés lista(o) continúa con tus labores o decide qué quieres hacer. Es importante que lleves a

cabo este último punto siempre que concluyas cualquier ejercicio de meditación.

Ejercicio. Meditando del 100 al 1

Posición: la misma que la anterior.

Indicaciones

Repite los pasos de la meditación anterior, pero ahora incluye esta variante.

- En cada exhalación contarás mentalmente en forma descendente y visualizando el número.

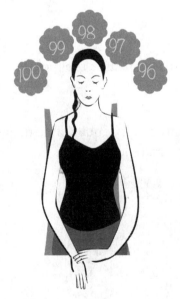

- Por ejemplo, inhala profundamente sintiendo hasta dónde entra el aire, cómo se expanden tu abdomen y tu pecho y después exhala imaginando el número 100; dilo mentalmente y observa cómo se contrae tu cuerpo al exhalar. Continúa respirando y descendiendo en la numeración con cada exhalación; visualiza el 99, el 98, hasta llegar al uno. Sin presionarte, comprueba hasta dónde puedes llegar sin perder la concentración en esta tarea; si llegas hasta el número 1 sin distraerte, excelente; si no, no te desanimes, cada vez lograrás mantenerte más tiempo atenta(o) a la meditación.

• Si has terminado, mueve lentamente tu cuerpo y abre los ojos. Cuando estés lista(o), continúa con tus actividades normales.

Ejercicio Meditando en movimiento

Lugar: busca un lugar amplio en donde puedas moverte libremente.

Posición: de pie.

Material: la música suave que más te agrade.

Indicaciones

• Escoge una música suave que sea de tu agrado y reprodúcela en tu aparato de sonido.

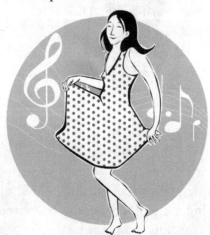

- Cierra tus ojos y haz contacto con tu respiración; déjate llevar por la música y realiza cualquier movimiento que te pida tu cuerpo.

- Olvídate de bailar en una forma determinada, solo mueve tu cuerpo libremente.

- Imagina un lugar agradable y sigue moviéndote con suavidad. Siente tus sensaciones corporales y mantente siempre consciente de tu respiración.

- Continúa danzando el tiempo que desees.

Ejercicio Meditación con contacto

Lugar: cualquier lugar en donde estés sola(o).

Posición: sentada(o).

Material: ninguno.

Indicaciones

- Colócate sentada(o) con la espalda recta y las plantas de tus pies bien apoyadas en el piso.

- Cierra tus ojos e inhala profundamente por la nariz.

- Exhala igualmente por nariz.

- Continúa con esta respiración, sintiendo todo tu cuerpo.

- Cuando tú lo decidas, comienza a masajear suavemente tu cara.

- Inicia un suave masaje en la frente con todas las yemas de tus dedos; inhala mientras colocas las yemas en el centro de tu frente y exhala dando el masaje hacia tus sienes. Repite al menos cuatro veces este movimiento y los siguientes.

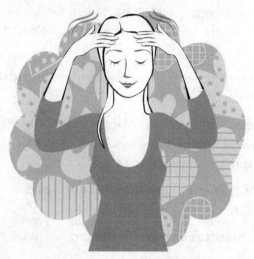

- Ahora, con tus dedos índices, da un delicado masaje sobre tus cejas; inicia del centro de tu cara hacia fuera por encima de tus cejas. Inhala colocando nuevamente tus dedos en posición y exhala realizando el masaje.

- En seguida, masajea suavemente tus mejillas. Tus manos deben ir pegadas a la nariz. Colócalas en posición mientras inhalas e inicia el masaje hacia tus orejas mientras exhalas. Repítelo las veces que desees.

- Ahora masajea tu cuello; desliza alternadamente tus manos sobre tu cuello, siempre en sentido ascendente, mientras inhalas y exhalas profundamente.

- Ahora masajea tus orejas, tocándolas completamente y presionándolas con suavidad en todas las áreas.

- Por último, masajea con las yemas toda tu cabeza y cuero cabelludo. Recuerda mantener una respiración profunda y pausada durante todo el ejercicio.

Escribe en las siguientes líneas tu experiencia con una o con todas las meditaciones.

Autoobservación

_____

_____

_____

_____

_____

_____

Meditar es una excelente opción para reducir el estrés. No existe una forma exacta para meditar; experimenta hasta encontrar la manera más adecuada para ti. Si te sientes bien con algunos de los ejercicios propuestos, continúa haciéndolos. Así como hay juegos que te gustan o piezas musicales que te relajan u otras que te estresan, es necesario que pruebes y compruebes qué es lo que te ayuda a reducir el estrés. Los ejercicios que propongo son útiles para diferentes personalidades, esto lo he podido comprobar en los distintos cursos de manejo del estrés que he impartido. Sin embargo, en el caso de los niños es importante tomar en cuenta otros aspectos propios de su desarrollo. Por ello, dedicaré el capítulo final a descubrir los efectos del estrés en los niños y también sugeriré algunos ejercicios especialmente para ellos.

5. EL ESTRÉS EN LOS NIÑOS

Algunos de mis pacientes, preocupados por el bienestar de sus hijos, me preguntan: "¿también los niños sufren de estrés?" Ellos comentan que en su infancia nunca se hablaba de este tema en relación con los niños. Cuando estaban llorones se les llamaba la atención; si estaban muy inquietos se les regañaba; si se mostraban cansados, se pensaba que habían hecho mucho ejercicio o estaban enfermos, pero no se consideraba la posibilidad de que un niño estuviera estresado.

Hoy en día las investigaciones realizadas en múltiples universidades e instituciones de salud han demostrado que los niños también padecen estrés. Concretamente, estudios realizados en 2006 por la Universidad Nacional Autónoma de México (UNAM) encontraron que la infancia mexicana se encuentra altamente estresada; incluso descubrieron indicadores de estrés en neonatos, lo que se comprobó a través de mediciones de los cambios de temperatura en los pies y modificaciones en la frecuencia cardiaca, síntomas bien identificados con el estrés.

Desde luego, en el pasado era poco común ver a un niño estresado o, al menos, no se mostraba tan estresado como hoy en día. ¡La vida era muy diferente! No enfrentábamos el nivel de presión familiar y social que existe actualmente, donde el riesgo parece inminente en una multitud de circunstancias. Hace décadas, la vida familiar se extendía hacia la convivencia social.

Antes era frecuente ver a los niños jugando en la calle y los padres rara vez vigilaban sus juegos pues no sentían que corrieran peligro. Las casas tenían las puertas abiertas; los niños entraban y salían corriendo o jugaban con los vecinos sin ningún temor; había más áreas verdes donde podían correr, jugar, patinar, etcétera. Ahora a los niños no se les permite salir a jugar fuera de la casa, pues los padres prefieren mantenerlos encerrados o viendo la televisión, por miedo a la violencia.

Ahora podemos identificar diversos generadores de estrés en los niños, los cuales pueden estar presentes en la casa, en la escuela y en la sociedad en general, y pueden ser de tipo físico o psicológico.

GENERADORES DE ESTRÉS EN CASA

Estamos viviendo una época de fuertes cambios en relación con el sistema familiar. Una familia típica de antaño se componía de un padre que era el proveedor del grupo con cuyo ingreso se cubrían las necesidades básicas y de esparcimiento de la familia. La madre generalmente se encargaba del cuidado de la casa y de los hijos. La figura materna siempre estaba presente, de manera que el hijo la visualizaba en casa cocinando, arreglando o limpiando. Era ella la que ayudaba generalmente al niño en sus tareas, quien lo confortaba cuando se caía o se enfermaba, quien jugaba con él, lo orientaba, lo aconsejaba y lo apoyaba en su crecimiento.

Los niños y niñas convivían con sus hermanos, sus primos y vecinos.

Sus juegos eran el bote pateado, las escondidillas, patinar, andar en bicicleta, correr, saltar la cuerda y otros más, como la matatena, la lotería y los rompecabezas. Las niñas jugaban a la casita, a la comidita, a la escuela con sus muñecas, o vestían muñecas de papel. Por su parte, los niños jugaban con sus carritos haciendo grandes carreteras sobre la acera, armaban aviones, carros o barcos y compartían con otros niños de su edad, logrando gratos momentos de entretenimiento y comunicación durante sus juegos. La madre cuidaba a los niños pero sintiéndose tranquila y confiada.

En nuestros días suele haber muchas presiones al interior de la familia. Muchas veces, aunque el padre trabaje, es necesario que la madre también aporte recursos para costear los gastos de la casa, que son cada vez más altos. Asimismo, en estos tiempos existe una gran cantidad de divorcios, lo que implica que la madre, que habitualmente se hace cargo de los hijos, necesita trabajar para sostener a su familia. Debido a esto, su vida se transforma en una larga jornada de trabajo –tanto remunerado como doméstico–, que en ocasiones genera en ella frustración y estrés, lo cual afecta a toda la familia.

También son frecuentes las familias reconstruidas, en las que los padres se han vuelto a casar y los hijos requieren aprender a convivir, lo que siempre exige un tiempo de adaptación no exento de conflictos y estrés. Por diversas razones, ahora los hijos no conviven tanto tiempo con los padres, lo que les va generando estrés por sentirse solos o abandonados. Muchos de sus juegos actuales son solitarios, salvo en la escuela donde comparten con otros niños, dado que en la casa no pueden hacerlo si la mamá no está presente. Así, resulta más cómodo para todos que los niños estén todo el día viendo televisión, atrás de una computadora, de un iPad o de los diferentes aparatos de juegos en vez de estar brincando y jugando en espacios abiertos. Además, estos "niños Nintendo o Xbox" no se preocupan por realizar las tareas escolares, que cada vez les llevan más tiempo (y que para algunas escuelas son indispensables y obligatorias). Por consiguiente, cuando llegan la madre y el padre cansados y estresados por sus propias actividades y preocupaciones del día, se presentan discusiones colmadas de gritos y regaños al niño para hacerle entender que debe responsabilizarse de sus cosas, cuando lo que el niño desea y necesita en realidad es pasar un rato agradable en compañía de ellos. Esto, por supuesto, va deteriorando los lazos familiares y hace que el niño se sienta mal, tenso, deprimido y, por lo tanto, estresado.

Aunque es cierto que la vida moderna es complicada, también creo que hemos perdido conciencia de lo valiosa que es la unión familiar. En ocasiones le damos más importancia al "qué dirán" que a los problemas de relación que tenemos frente a nuestros ojos. La presión que se da a nivel social afecta mucho la relación de los padres con los hijos.

Las situaciones anteriores son algunos ejemplos de factores estresantes de tipo psicológico que viven los niños al interior de sus familias. A continuación relato un caso de mi consulta particular.

Alma es una mujer de 35 años, divorciada y con una hija –Gabriela– de ocho años. Cuando se divorció, Alma se fue a vivir con sus padres y dejó a Gaby al cuidado de ellos para poder trabajar. Aunque Alma sabía que el cuidado hacia su hija era el adecuado, la niña empezó a reportar fuertes dolores de cabeza. Gaby fue llevada al médico y éste le recetó un medicamento simple pues no encontró nada preocupante en ella; no obstante, Gaby continuó con los dolores de cabeza, que eran cada vez más intensos, hasta que un día se acompañaron de vómito. El médico ordenó estudios neurológicos y de otro tipo, pero no encontró absolutamente nada que justificara el malestar de la niña. Entonces, Alma decidió investigar si Gaby enfrentaba problemas en la familia y en la escuela. Así se dio cuenta de que la niña tenía conflictos de relación con los demás; se notaba triste, apartada y con problemas de conducta, lo cual obedecía a que sus compañeros se burlaban de ella porque no vivía con el papá. Gaby no lo comentaba con sus abuelos ni con sus padres, iba guardando todo el enojo y la presión que sentía; sin embargo, empezó a manifestar los síntomas antes mencionados. Sus papás creían haber maneja-

do bien la comunicación con su hija respecto al divorcio, pero no se percataron de la enorme repercusión que este evento iba a tener en ella: Gaby desarrolló un alto nivel de estrés que a la fecha es manejado médicamente y con el apoyo de un terapeuta.

Éste es solo un ejemplo de los múltiples generadores de estrés que pueden afectar a los niños en casa. El estrés de los padres también afecta de forma determinante a los hijos. ¿Recuerdas ese anuncio de la televisión que sugería contar hasta 10 antes de llamarles la atención a los niños? Esto es importante, pues generalmente actuamos en forma automática —como ya vimos en los capítulos anteriores—, lo cual puede afectar negativamente nuestra relación con ellos.

Es necesario que nosotros, los adultos, encontremos nuestro equilibrio para estar en condiciones de ayudar y orientar a nuestros hijos.

También existen elementos estresantes de orden físico, los cuales se presentan cuando los niños son víctimas de maltrato, golpes, abuso sexual, violencia física o accidentes frecuentes en casa. Incluso los deportes de contacto como el karate, judo, fútbol americano y otros más, que en ocasiones los padres insisten en que el niño los practique desde edades tempranas, pueden convertirse en factores generadores de estrés.

Benjamín Domínguez Trejo, investigador de la UNAM, señala que es importante que nuestros niños sean capaces de identificar qué riesgos corren y evaluar con mayor exactitud cómo los afectan esas situaciones. El autor recomienda que hablemos con los niños de los riesgos que existen para ayudarles a evitarlos lo más posible, y que abramos un canal de comunicación entre padres e hijos a fin de que ellos puedan hablar abiertamente de cualquier situación que surja en su vida, así como de sus sentimientos y temores.

Para mejorar la calidad de vida de la familia, es importante jugar con nuestros hijos, enseñarles valores universales, poner reglas claras y ayudarles a expresar sus sentimientos sin temor a ser regañados. Si tú dispones de poco tiempo para estar con tus hijos, esfuérzate por mejorar tu relación con ellos. Se dice, y creo que con razón, que en la relación con los hijos es mejor la calidad que la cantidad.

MANOS A LA OBRA

Ejercicio Jugando con la almohada

Objetivo: movilizar la energía y validar los sentimientos en un espacio adecuado para expresar y sentir la aceptación por parte de los padres.

Lugar: en la recámara.

Posición: el niño y uno o ambos padres se situarán de espaldas uno al otro o a los lados de la cama, cada uno con una almohada en las manos.

Materiales: almohadas.

Duración: 15 minutos o menos.

Indicaciones

Es importante explicarle al niño las reglas del juego:

- Todos deberán tomar la almohada por los lados, con ambas manos.
- La actividad es golpear el piso o la cama con la almohada.
- Se trata de decir todos los sentimientos que están presentes tanto en el niño como en los padres, o bien, lo

que quieren o lo que les molesta, por ejemplo: "me siento muy enojada(o)", "no quiero que te vayas", "me duele mucho que...", etcétera.

- No es válido tirar al otro ni soltar la almohada.
- Pueden gritar, si lo desean, aunque no digan ninguna frase.
- No deben decir groserías ni agredir al otro o a los otros.
- No deben lastimarse ni lastimar al otro.

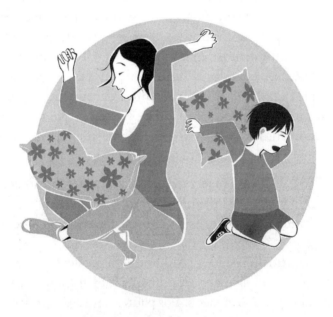

Después de explicar las reglas, inicien el ejercicio:

- Tanto los padres como el hijo deben golpear el piso o la cama con la almohada.
- Es importante pedirle al niño que inhale por la nariz y que al exhalar emita algún sonido, grito o la frase mientras golpea el piso o la cama.

- Todos deben continuar haciendo estas respiraciones profundas, acompañadas del grito y después diciendo algunas frases con sentido como: "estoy enojada(o)", "no me gusta…", "no quiero que…", y continuar o repetir la frase.

- En todo momento los padres deben cuidar al niño y validar sus sentimientos.

- La duración del ejercicio estará determinada por la actitud del niño. Puede ser que se ría en algún momento y ya no quiera continuar. Esto está bien, hay que respetarlo; en posteriores ocasiones irá expresando poco a poco sus sentimientos; es importante que estén alertas para descubrir cuándo es suficiente para él. Si han logrado que manifieste sus sentimientos, deben recalcar que ese es un ambiente seguro para expresarse, que si en algún momento se siente enojado, saque su enojo de esa manera sin lastimarse ni lastimar a otros.

- Para finalizar el ejercicio, es importante que abracen al niño y que le comenten que está bien que exprese lo que siente, que ustedes están ahí y lo quieren tal como es.

Tal vez al principio puede resultar difícil para el hijo expresarse, así que los padres necesitan manejar bien las reglas y ayudarle a llevar a cabo el juego. Los padres tienen que ir sirviendo como modelo para la expresión de sentimientos, aunque midiéndose para no asustar al niño. La idea es darle confianza para que pueda expresar, con este ejercicio, tanto sus sentimientos como sus miedos y pensamientos. Ya que el niño se expresó, darle tiempo y comentar con él lo que percibieron sin juicios ni reclamos; se trata de brindarle la oportunidad para que él pueda decir tranquilamente cómo está.

Comentarios sobre la experiencia

_____

_____

_____

_____

_____

_____

Un aspecto primordial para el buen manejo del estrés en el niño, es que pueda expresar lo que siente. Un ambiente amoroso favorece su sano desarrollo. También es importante que los mensajes sean claros para el niño: decir mentiras o darles dobles mensajes, como "todo está bien" o "no pasó nada", cuando la madre lo dice llorando, confunde al niño y no le permite aprender a enfrentar situaciones difíciles.

El niño tiene la capacidad de superar algunas situaciones emocionales sin verse afectado, siempre y cuando sea escuchado por el adulto y sienta contención y comprensión por parte de él. Después puede presentarse un estado de risa o de juego que favorece, en el niño, la integración de experiencias difíciles sin consecuencias para él.

GENERADORES DE ESTRÉS EN LA ESCUELA

Cuando el ambiente en casa es generador de estrés para el niño, éste llega a la escuela en una situación de desventaja: se le dificulta poner atención, tiene baja autoestima, le cuesta trabajo relacionarse, puede mostrarse distante o ser agresivo para defenderse. Todo ello, además del grado de competitividad con los otros niños, va ocasionando que el niño se estrese cada vez más.

Los niños de hoy son definitivamente más abiertos y más despiertos que los de antes. Hay niños que a los seis años ya son diestros con la computadora y la usan mejor que muchos adultos. En la actualidad, el tipo de educación escolar tiene que ser acorde con los cambios que hay en la maduración de los niños, el tipo de vida que llevan y todos los estímulos visuales y auditivos a que están expuestos; esto además de los cambios que ha habido en la estructura familiar, con padres trabajadores y ausentes. Por todo ello, se requiere de un mayor acercamiento con los niños. En algunas escuelas el modelo de educación no ha variado en años: se pretende que los niños estén tranquilos en su mesabanco atendiendo a los maestros calladamente, lo que resulta difícil para los niños con tantos distractores a su alrededor. Aunque muchos captan muy rápido, su nivel de atención es diferente y también su lógica de pensamiento.

Estamos viviendo una generación de niños hiperactivos y con déficit de atención. Es preocupante la cantidad de niños medicados con sustancias que pretenden "regularlos y mantenerlos más tranquilos". A mi parecer, sería mucho más útil para los niños recibir una educación motivadora en la que aprendan a respetar a los demás, quizás una clase de valores en la que pudieran aprender un buen manejo de la frustración, a reconocer límites y reglas y a llegar a acuerdos con los demás.

El nivel de presión de la escuela, maestros y compañeros es muy alto. Los niños compiten continuamente respecto a lo que tienen, lo que hacen, la ropa que usan, las actividades que realizan o los sitios a los que van de vacaciones. Todos quieren mandar y tener el control de los juegos: si algún niño no encaja en este modelo, es agredido, devaluado y rechazado por los demás. Los niños de la generación actual hablan de política desde muy pequeños y critican abiertamente a los adultos que no pueden controlar. Estar compitiendo todo el tiempo les provoca altos niveles de estrés.

Cuando los niños viven conflictos en su casa, llegan a la escuela con un alto nivel de estrés; esta tensión los lleva a apartarse del grupo, por lo que frecuentemente son molestados por sus compañeros, lo que a su vez hace que se vayan sintiendo cada vez peor.

Muchos niños de hoy están acostumbrados a conseguir lo que quieren a base de gritos, golpes o llanto desmedido y, para que se callen, los padres resuelven el problema dándoles todo lo que quieren.

Además, tratan de mantener este mismo comportamiento en la escuela, con sus compañeros o sus maestros, lo que en ocasiones genera conflictos a su alrededor.

En una ocasión, mi nieta Valentina, de seis años, me comentó que estaba en la escuela y uno de sus compañeritos llevaba una bolsa de dulces. Ella se acercó y le pidió uno; el niño le dijo: "sí te lo doy, pero llora". Valentina puso sus manos en sus ojos y empezó a decir "buu, buu, buu" y luego comentó: "y ahora dame el dulce". El niño se enojó y le dijo: "no, tienes que llorar de verdad y entonces te lo doy". Valentina replicó: "no, no quiero llorar de verdad", se dio media vuelta y se fue, por supuesto sin el dulce.

Cuando me lo platicó, me llamó la atención el hecho de que el niño le pidiera que llorara de verdad, ya que seguramente es la forma en que él consigue todo lo que quiere. Es decir, desgraciadamente algunos niños hacen su voluntad a partir de un buen berrinche.

Regresando al tema del estrés, otra situación que estresa a los niños es cuando son ridiculizados en clase por su aspecto, por ser distraídos o porque no hacen lo que los demás les dicen. También se genera estrés cuando un niño es el último en lograr algo o le mandan a casa reportes negativos de conducta. Esto, por desgracia, es común en algunos maestros que creen que es más fácil castigar que dialogar. Es importante reconocer las particularidades de cada persona: todos los niños son diferentes; algunos usan lentes o no pueden desarrollar tan fácilmente algunos juegos, otros quizá tengan un problema físico. Lamentablemente, hay escuelas que no reconocen la diversidad y en definitiva no los aceptan, y otras más que, aun aceptándolos, no fomentan el respeto y apoyo entre sus compañeros. Me enteré de que hace unos años se abrió en México una escuela especializada en niños hiperactivos y con déficit de atención; dos de los requisitos de la escuela son: que el niño esté recibiendo atención psicológica y esté tomando medicamentos. ¡Esto es indignante! No podemos dividir a los niños de esa manera, ya que desde un inicio los estamos etiquetando en vez de ayudarlos a integrarse a la sociedad.

LOS EFECTOS DEL ESTRÉS EN LOS NIÑOS

Un niño estresado puede tener comportamientos muy diferentes: puede ser muy tímido y tener baja autoestima, puede tornarse agresivo cuando lo critican o puede participar con los otros niños o apartarse de ellos. Hay niños muy sensibles que se sienten lastimados por los comentarios de los demás o que pueden molestarse fácilmente; a otros les cuesta trabajo adaptarse a los cambios y se preocupan por todo. También hay algunos que tienen un bajo rendimiento escolar, no llevan a cabo sus tareas y no participan con los demás.

Por otra parte, también encontramos niños exigentes, desafiantes, que explotan y agreden fácilmente, generan conflictos a su alrededor y pueden ser hiperactivos y descuidados en lo que hacen. Como ves, un niño estresado puede ser muy pasivo o irse al otro extremo y ser demasiado activo.

Hasta aquí he hablado del estrés en los niños en general y de cómo les afecta el ambiente de la escuela.

Ahora me parece más conveniente profundizar en los niños de tres a cinco años, que por primera vez van a la escuela, pues esta nueva experiencia es difícil para ellos (la separación de la madre, de sus juguetes, de sus hermanos, si los hay, en fin, de todo el entorno al que están acostumbrados).

A algunos niños les cuesta más trabajo adaptarse a un nuevo medio, conocer o aprender reglas diferentes a las de casa y convivir con otros niños sin que los padres estén presentes.

Ingresar a la escuela es el inicio de la transición de una vida familiar a una vida social, en la que enfrentarán retos distintos: ser aceptados o rechazados por los demás y la presión por parte de sus maestros respecto al aprendizaje, que puede ser muy estresante para ellos; el miedo que genera ir a la escuela a aprender diferentes cosas también es un provocador de estrés.

En ocasiones los niños no quieren ir a la escuela, reportan que no les gusta lo que ahí se hace y pueden entrar en estados de ansiedad que les generan estrés.

Para los niños que entran a la primaria, las demandas escolares, el aprendizaje de la escritura, la lectura, las matemáticas y las ciencias, los exámenes y la competencia con los demás también les provocan un alto grado de estrés.

En cambio, los niños que tienen más contención, aceptación o apoyo familiar son los que pueden ir adaptándose poco a poco, sin alcanzar esos niveles inconvenientes de estrés que resultan difíciles de manejar.

Sofía es madre de Diego, de cinco años de edad, y de Mónica, de dos años y medio; a Diego le ha costado mucho trabajo adaptarse a la escuela. De entrada, no le gusta ir mientras su hermana se queda en casa con mamá. Casi todos los días se levanta diciendo: "hoy es domingo, ¿verdad? Hoy no voy a ir a la escuela". Sofía ha hablado con las maestras y ellas le dicen que aunque Diego llega a la escuela llorando, cuando ella se va él se tranquiliza y convive con los otros niños. Sin embargo, últimamente Diego se ha vuelto a orinar en los pantalones y cuando Sofía le dijo: "te voy a poner un pañal, pues solo los niños chiquitos se hacen", pensando que él se opondría, su sorpresa fue mayúscula porque el niño le dijo: "sí, yo quiero ser chiquito y ya no ir a la escuela". Sofía, que es una madre cariñosa y preocupada por sus hijos, ha estado muy pendiente de él, dándole la confianza suficiente para que sepa que va a estar un rato en la escuela pero que ella irá después a recogerlo. Por comentarios de la maestra supo que él se angustiaba mucho cuando veía que sus compañeros empezaban a salir del salón y Sofía no llegaba a recogerlo. Desde entonces Sofía es de las primeras mamás que llegan por sus hijos y esto le ha ayudado a Diego a reducir su ansiedad.

Es necesario entender que los niños pequeños no pueden darse cuenta de que tienen estrés, ni tampoco se les puede pedir que hagan por sí mismos ciertos ejercicios o juegos para manejarlo.

Los padres son las personas más adecuadas para ayudarles a expresar sus sentimientos, promover la comunicación, enseñarles a expresar afecto, inculcarles las reglas de la familia y enseñarles el respeto hacia los demás, al ser respetuosos y congruentes ellos mismos y cumplir estrictamente con lo que les prometen a sus hijos.

Manos a la obra

Ejercicio Expresión de sentimientos a través de animales

Objetivo: este ejercicio tiene como finalidad que el niño mueva su energía, aprenda a estar atento y exprese sus sentimientos.

Lugar: un espacio en donde pueda moverse sin lastimarse.

Posición: de pie.

Materiales: ninguno.

Duración: 15 minutos o menos.

Indicaciones

Es preciso que el niño conozca diferentes animales, qué sonidos hacen y cuál es su apariencia física (en caso necesario, recordárselos o enseñarlos). Podrías trabajar con tres o cuatro animales. A continuación recomiendo algunos.

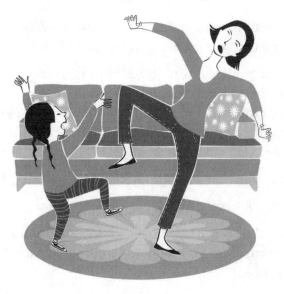

El oso es un animal grande, que cuando se siente enojado puede sacar las garras y gruñir. Cuando gruñe no se le acerca nadie. El gato es un animal doméstico que también puede sacar las garras, pero además ronronea y le gusta ser acariciado.

El perro es un animal doméstico que puede ser muy agresivo y morder, pero también es muy juguetón con los niños, es cariñoso y le gustar estar con la gente.

Propongo estos animales como ejemplo pues al primero solo le doy la posibilidad de enojarse y de poder defenderse. Al gato le doy la posibilidad de atacar, pero también de acercarse y dejarse tocar, y al perro le doy la posibilidad de ser agresivo, pero también de ser cariñoso, jugar con los demás y aprender a estar con otros niños o adultos.

Ahora que ya platicaste con tu hijo de los animales que van a imaginar, explícale de qué se va a tratar el juego.

- Primero van a brincar juntos.

- Tú vas a nombrar a alguno de los animales, por ejemplo: "oso".

- A continuación, tanto tú como el niño deben moverse como un oso y gruñir, viéndose uno al otro.

- Después, pídele al niño que diga qué sentimiento cree que tiene el oso cuando gruñe; si no le es posible, ayúdale expresando tú el sentimiento, por ejemplo: "estoy enojado porque me despertaron" o "tengo miedo porque el león me quiere atacar".

- Ahora vuelvan a brincar juntos.

- Menciona otro animal, por ejemplo: "gato".

- Tú y el niño deben moverse y hacer los sonidos del gato, primero enojados y después el ronroneo, y acercarse uno al otro.

- Ahora pídele al niño que exprese el sentimiento del gato; tú también expresa algunos sentimientos y agrégale alguna frase si es posible, por ejemplo: "estoy contenta de estar junto a ti".

- Brinquen juntos otra vez.

- Por último, nombra el tercer animal: "perro".

- Tú y el niño deben moverse como perros, ladrar, jugar y acercarse uno al otro amorosamente.

- Pide al niño que exprese los sentimientos del perro; tú también expresa algunos. Si es posible, agrega algunas frases como en los anteriores y ayúdale al niño a que diga las suyas.

Puedes terminar aquí el juego o puedes pedirle al niño que ahora sea él quien nombre a los animales. Es muy interesante ver qué animales escoge para ayudarle a expresar sus sentimientos y con cuál se puede identificar.

De acuerdo con la edad del niño, puedes ayudarle a identificar los diferentes sentimientos que están presentes en él y enseñarle a expresarlos en otros lugares, eliminando por supuesto toda la actuación anterior.

Comentarios sobre la experiencia

_____

_____

_____

_____

_____

_____

Vuelve a leer estos comentarios cuando repitas el ejercicio. Encontrarás diferencias que te pueden a ayudar a evaluar el progreso de tu hijo.

APRENDER A DIARIO

Para los niños es importante el juego, poder reírse y también aprender a equivocarse. Es preciso que el niño desarrolle una buena tolerancia al fracaso, para lo cual necesita un ambiente de respeto en casa: evitar las agresiones, los gritos y, por supuesto, los golpes, tanto físicos como psicológicos. Es importante aprender a no devaluar a los hijos, no castigarlos cuando no hacen lo que nosotros queremos ni compararlos con otros niños más capaces o más inteligentes. Hay que lograr un ambiente que promueva el desarrollo del niño, apoyándolo, expresándole sentimientos amorosos y de aceptación incondicional. Claro que todo esto se dice fácil, pero puede ser bastante difícil si, como analizamos en los capítulos anteriores, los padres se sienten frustrados, enojados o no están capacitados para expresar sus sentimientos. En conclusión, es un trabajo que requiere el esfuerzo individual, el de la pareja y el de la familia, pero cuyos logros resultan muy favorables para todos.

GENERADORES DE ESTRÉS EN LA SOCIEDAD

La sociedad actual no puede concebirse aislada del medio ambiente; la contaminación provoca en los seres humanos múltiples y constantes enfermedades como gripe, bronquitis, dolores de cabeza, alergias, sensación de cansancio, etcétera, más aún cuando los niños habitan en ambientes donde los padres fuman, dado que el tabaco afecta sus vías respiratorias. Cuando mi hija salía de vacaciones, me comentaba que le parecía muy curioso ver cómo sus niñas cada vez se sentían mejor, sus narices estaban menos congestionadas, no se quejaban de dolor de cabeza, comían mejor, dormían bien y estaban más tranquilas. Mi hija intuía que este bienestar se relacionaba con el ambiente, que era más sano y no tan contaminado como en la ciudad, pues aquí las niñas continuamente estaban enfermas de algo y, por lo tanto, se mostraban tensas y presionadas. Además, la contaminación ambiental no se refiere solo a las partículas dañinas en el aire, sino también a los ruidos de los vecinos y de fábricas o empresas cercanas: nuestros oídos están oyendo continuamente estímulos sonoros del entorno. Ahora solo podemos escuchar el canto de los pájaros poniendo atención, debido al intenso ruido de las ciudades. Todo esto también afecta el nivel de estrés en los niños.

Varios de mis pacientes, y también algunos amigos que tienen hijos de entre tres y diez años, me comentan que todas las noches viven situaciones de conflicto; los niños no duermen bien, tienen pesadillas o se despiertan a media noche llamando a sus padres, tienen miedo o no quieren estar solos. No parecen sentirse seguros y esto repercute en toda su vida, en la familia, en la escuela, en la convivencia con los otros, en su estado de salud y en su situación emocional.

Carlos, un niño de siete años, presentaba continuos dolores de cabeza y de estómago. El médico lo revisó pero no encontró ningún problema que pudiera estar afectándolo. Cuando empezamos a investigar qué le ocurría, descubrimos varios eventos que vivió tanto en casa como en su medio ambiente. En principio, los padres pasaban por una etapa económica difícil y peleaban continuamente. Carlos solía jugar con sus amigos del vecindario, pero recientemente regresaba de casa de ellos diciendo que ya no quería ir porque no querían jugar con él, cuando antes se la pasaba feliz jugando con sus amiguitos. Carlos, afectado por la situación en casa, estaba muy agresivo con los otros niños y se la pasaba quitándoles sus cosas y peleando por todo lo que hacían; esa era la razón por la que los otros niños no querían jugar con él. Al principio, ni Carlos ni su mamá se daban cuenta de este cambio, hasta que el niño empezó a tener dolores de cabeza y de estómago, lo que hacía que sus padres pusieran más atención en él y así evitaba salir de la casa y convivir con otros niños. Lo que Carlos estaba viviendo en casa con los pleitos de sus padres, también lo vivía afuera con sus amigos.

Los niños absorben la angustia y la ansiedad de todo su entorno, lo que ocasiona que se estresen. La televisión informa de todo lo acontecido en el mundo, y así los niños están al tanto de todo, pero se les muestra un mundo –que por supuesto es real– bastante estresante para su edad. La publicidad televisiva, los folletos, la radio y la información transmitida verbalmente también incrementan la sensación de angustia. El hecho de decirnos cómo debemos vivir, qué debemos tener y con qué debemos jugar, no solo afecta a los padres por no contar con la solvencia económica para cubrir estas exigencias, sino también a los niños que siempre quieren algo más, un juguete nuevo o lo que tienen sus amigos que ellos no tienen, por lo que viven frustrados en vez de disfrutar con lo que sí está a su alcance.

Recuerdo que cuando era niña jugábamos con juguetes más convencionales; mis amigas y yo teníamos una cuerda y pasábamos las horas saltando, jugábamos un juego llamado avión, que pintábamos con gis en el suelo y también brincábamos en él. Ahora que lo comento con los niños, no saben qué es eso, solo conocen el Nintendo y los juegos de computadora. Antes, si jugábamos a la comidita, inventábamos la mesa, la estufa y simulábamos los platillos con agua o yerbas; ahora las niñas tienen sus estufas, lavadoras, refrigeradores y mucho más y toda la comida está hecha de plástico: pan, *waffles*, huevos, salchicha, en fin todo lo que quieran pueden encontrar.

Ya no hay nada que estimule al niño a crear y generar sus propios juegos.

El hecho de que los niños no puedan jugar utilizando su imaginación ni sus destrezas manuales (salvo para mover los controles), ha ocasionado que se encuentren presionados por el medio ambiente.

Manos a la obra

Ejercicio Expresando a través del juego

Objetivo: a través del humor, el niño puede recuperarse rápidamente de una situación que lo estresa.

Lugar: un espacio en donde puedan moverse sin lastimarse.

Posición: de pie o sentados.

Materiales: ninguno.

Duración: 5 minutos.

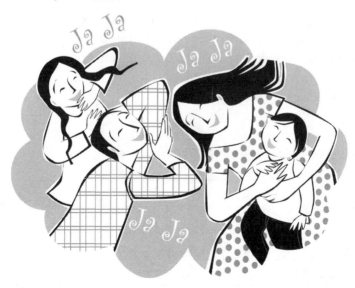

Indicaciones

Este ejercicio es muy sencillo, consiste en reírse de diferentes maneras y tanto los padres como el niño deben inventar diferentes formas de reírse.

- Dile a tu hijo que se reirán unos momentos como se ríe Santa Claus.
- Ambos ríanse unos segundos.
- Después indícale que se reirán como una persona con hipo.
- Ahora ríanse juntos como el perro Pulgoso.
- También le puedes pedir que se rían como el pato Donald.
- Ahora como un ratón, y así sucesivamente, inventando otras opciones.
- La intención es generar su propia risa a través del juego.

Este ejercicio es muy benéfico, pues ayuda tanto a los niños como a los adultos a cambiar su estado de ánimo, a sentirse con mayor energía, más relajados y a oxigenar todo su cuerpo. Si lo llevan a cabo todos los días, disminuirán increíblemente su nivel de estrés.

Comentarios sobre la experiencia

_____

_____

_____

_____

_____

Repercusiones psicológicas del estrés

Sin duda, el impacto del estrés afecta psicológicamente a los niños, pero puede variar desde un nivel bajo hasta alcanzar niveles altos y peligrosos.

El niño es un investigador por naturaleza; se sorprende de lo que ve, es curioso, fantasea, juega, es expresivo, puede estar alegre, riéndose, no piensa en hacer el ridículo, y si está enojado, lo expresa fácilmente.

Sin embargo, con todos los condicionamientos sobre "cómo debe comportarse y cómo debe ser", la naturaleza del niño se va reprimiendo, así como la expresión abierta de sus sentimientos; este condicionamiento social provoca o incrementa el estrés.

Después aparecen los problemas emocionales, el niño se puede tornar muy irritable, puede mostrarse enojado con todos y generar conflictos como golpear o patear a los hermanos e incluso a los amigos y a los padres; pierde fácilmente el control y después de enojarse se pone a llorar pues se siente incomprendido y frustrado. También puede ser que se sienta triste, sin ganas de jugar, que se separe de los demás; se le dice cualquier cosa y se pone a llorar sin que los padres sepan qué le está pasando; se siente asustado, preocupado y puede tener miedos nuevos, recurrentes y/o nocturnos. Su autoestima es baja, tiene dificultad para concentrarse, le cuesta trabajo adaptarse, no quiere estar en ningún lugar, siente que todos lo agreden. Por desgracia, a veces los padres y maestros no se dan cuenta de que el niño está estresado y lo encasillan como un niño problemático.

En estas condiciones el niño no descansa, es incapaz de relajarse y está en tensión constante, lo que va afectándole cada vez más hasta desarrollar algunos síntomas físicos.

Repercusiones físicas del estrés

Constantemente escucho que algunas madres se quejan de que sus hijos sufren dolores de cabeza; y ellas creen que se debe a la contaminación, a la presión escolar, al calor o al frío, siempre buscan afuera el generador del malestar, pero ninguna piensa ni remotamente que su hijo pueda estar estresado.

Hay algunos niños que no solo sufren un dolor de cabeza ligero, sino que desarrollan migrañas, vuelven el estómago y se debilitan.

Otras molestias relacionadas con el estrés son los problemas estomacales, aumento o disminución del apetito, sueño intranquilo, les cuesta mucho trabajo dormirse y se despiertan dos o tres veces durante la noche, otros se orinan en la cama o durante el día.

En la medida que aumenta su estrés, su sintomatología física se amplía o se agrava. He visto a varios niños con problemas en la piel, urticaria, despellejamiento y otros que se rascan continuamente por nervios, o algunos más que se jalan los cabellos hasta arrancárselos; incluso he visto cómo se lastiman al quitarse el pellejo que está alrededor de las uñas, se muerden los labios o se mueven tanto los dientes con la lengua o con los dedos que se los aflojan.

Todos estos síntomas psicológicos y físicos son claras manifestaciones de estrés en el niño.

Es necesario aprender a conocer a los hijos para poder observar sus cambios de comportamiento y las alteraciones en sus síntomas corporales.

El siguiente ejercicio ayudará al niño a relajarse, a aprender a comunicarse siendo escuchado y a mantener una mejor relación en casa, lo que también lo va a beneficiar en la escuela y en su ámbito social.

MANOS A LA OBRA

El niño tiene infinidad de estímulos visuales que lo alteran y aumentan su nivel de estrés.

Ejercicio Aprendiendo a relajarse

Objetivo: lograr que el niño se aísle por unos momentos de los estímulos visuales para que se relaje.

Lugar: un espacio en donde pueda estar tranquilo.

Posición: sentados.

Materiales: una venda para los ojos. Pueden utilizar música suave.

Premio: que el niño escoja algo sencillo que le guste, por ejemplo un cuento, que pueda jugar con un juego en especial o darle algún dulce.

Duración: 5 minutos.

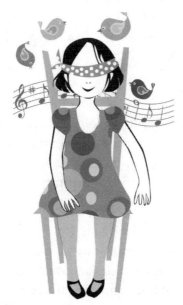

Indicaciones

Primera parte

- Siéntate frente a tu hijo.

- Explícale que jugarán a cerrar los ojos y contar hasta 5 y que irán alargando cada vez más la cuenta (hasta llegar a 20 o más). El que mantenga los ojos cerrados más tiempo ganará un premio.

- Sentados, primero el niño cerrará los ojos y tú contarás del 1 al 5; después será a la inversa, el niño contará y tú cerrarás los ojos.

- Repite el paso anterior y, de ser posible, ve aumentando de 5 en 5 hasta donde el niño lo permita.

- Cuando observes cansancio o aburrimiento en el niño, finaliza el ejercicio o continúa con la siguiente parte. Esta primera parte te ayuda a que el niño aprenda a mantenerse con los ojos cerrados. Si no lo necesita porque le es fácil estar con los ojos cerrados lo puedes obviar y empezar directamente con la segunda parte.

Segunda parte

- Propón al niño que haga un ejercicio con los ojos cerrados, por ejemplo: que gire sus ojos hacia arriba, hacia abajo, hacia un lado, hacia el otro y al centro, que abra los ojos y vuelva a cerrarlos. Repite el ejercicio tres veces, revisa que no corte su respiración, ahora sigue con el siguiente paso.

- Explícale que debe cerrar los ojos, que le vas a poner una venda o pañuelo y que vas a poner música suave (de preferencia con sonidos naturales de animales, pájaros, ranas o sonidos de agua, de lluvia o de animales de mar).

- Pídele que identifique el sonido y que imagine una escena acorde a ese sonido. Se trata de mantener su atención durante algunos minutos, sin que se distraiga o se altere.

- Si quiere quitarse la venda, lo puede hacer y continuar el ejercicio con sus ojos cerrados. Si se desespera y los abre, permítelo pidiéndole que haga el movimiento de ojos con los ojos abiertos. Después trata de continuar el ejercicio, y si ya no quiere, detenlo y practícalo en otro momento.

- Tú puedes servirle de modelo en este ejercicio; así observará cómo te quedas quieta por algunos minutos.

- Al finalizar no olvides premiarlo por su esfuerzo.

Este ejercicio le va a ayudar al niño para aprender a concentrarse y a relajarse.

Si logras que lo haga una vez al día, será excelente para bajar su nivel de estrés y para que se libere de tantos estímulos visuales recibidos durante el día.

No olvides escribir tus comentarios acerca de lo sucedido durante el ejercicio y consultarlos cuando lo consideres conveniente o necesario.

Comentarios sobre la experiencia

_____

_____

_____

_____

_____

_____

Ejercicio Aprendiendo a escuchar

Objetivo: lograr un ambiente de respeto y aprender a escuchar a los demás.

Lugar: en el comedor.

Posición: sentados alrededor de la mesa.

Materiales: ninguno.

Duración: 10 minutos, o puedes alargarlo tomando en cuenta la participación del niño.

Este ejercicio lo puede llevar a cabo toda la familia después de comer o de cenar.

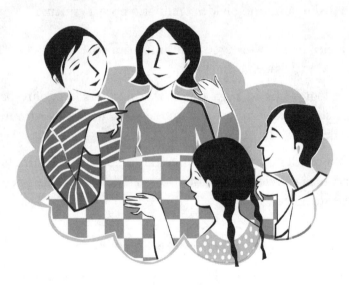

Indicaciones

- Explica las reglas del juego.

- Cada miembro de la familia tendrá de dos a tres minutos para platicar lo que quiera. Poco a poco los padres irán orientando la plática al comentar una situación ocurrida en el día y después pueden profundizar la comunicación expresando sus sentimientos.

- Es importante que mientras alguno esté hablando, los demás solo escuchen y no lo interrumpan; pueden hacer alguna pregunta relacionada con la situación para entender bien qué fue lo que pasó o para que dé más información.

- Cuando todos hayan comentado su experiencia, pueden volver a participar pero de manera más relajada; no deben criticar, ni enjuiciar ni aconsejar, solo compartir.

- Para finalizar, los padres pueden decirle una frase al niño con la que le demuestren el interés de lo que dice, el amor que le tienen y hacer sentir al niño que se le valida en sus sentimientos. No es un momento para llamarle la atención.

Repetir continuamente este ejercicio permite mejorar la relación familiar. Ayuda al niño a aprender a escuchar, a expresar sus sentimientos y le proporciona un espacio donde puede sentirse escuchado, validado y aceptado por la familia, pero especialmente le ayuda a reducir su nivel de estrés.

Comentarios sobre la experiencia

_____

_____

_____

_____

_____

Ejercicio Aprendiendo a respirar

Objetivo: ampliar la capacidad respiratoria, dejando fluir la respiración adecuadamente.

Lugar: cualquier lugar.

Posición: de pie y acostados.

Materiales: ninguno.

Duración: 5 a 10 minutos.

Este ejercicio lo puede realizar toda la familia o solo uno de los padres con el niño.

Indicaciones

Inicia explicando el ejercicio, que consiste en llevar a cabo diferentes respiraciones. Explícale al niño que el objetivo es mejorar su forma de respirar y que el oxígeno fluya por todo su cuerpo, para que éste funcione adecuadamente.

- **Primera respiración:** el ejercicio consiste en respirar por la nariz: realicen tres inhalaciones cortas y seguidas simulando un tren; al exhalar hagan el sonido del tren: "pu, puuu". Pueden moverse por todo el lugar donde estén. Vuelvan a inhalar tres veces por la nariz y exhalen por la boca haciendo el sonido ¡pu, puuu! Realicen este tipo de respiración durante uno o dos minutos.

- **Segunda respiración:** pídele al niño que imagine que es un gran árbol frutal, el que él desee. Pídele que inhale profundamente mientras sube los brazos lo más que pueda, e imagine que le crecen ramas con muchas hojas; y al exhalar que imagine cómo caen los frutos maduros mientras baja y sacude sus brazos y moviendo todo su cuerpo. Repitan cinco o diez veces este movimiento con

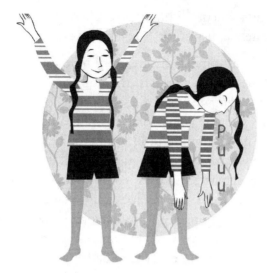

la inhalación profunda y la exhalación hasta soltar todo el aire.

- **Tercera respiración:** busquen un lugar donde puedan estar cómodos. Es mejor llevarlo a cabo sobre cojines o sobre una cama. Inhalen profundamente por la nariz mientras alzan sus piernas y brazos; al exhalar por la boca, dejen caer piernas y brazos sobre la cama. Repitan cinco veces este ejercicio.

- **Cuarta respiración:** acostados, pídele al niño que inhale profundamente y que imagine que su estómago es un globo que se infla al inhalar y se desinfla al exhalar. Realicen esta respiración cinco veces.

Aunque el niño respira "adecuadamente" por naturaleza, con la edad va aprendiendo a retener el aire cuando hay tensión, enojo, tristeza, miedo o estrés. En estos casos la respiración se vuelve inadecuada y le genera ansiedad, disminuye su energía y puede provocarle algunos malestares físicos. Hacer ejercicios de respiración con los niños favorece también la expresión de los sentimientos. Su estado emocional cambia y, si hay alguna molestia o dolor, puede eliminarlos con la respiración profunda y, por supuesto, disminuir el nivel de estrés.

En resumen, es importante crearle al niño un ambiente familiar sano que le dé seguridad, tranquilidad y en donde se sienta amado, aceptado y sin altas expectativas hacia él. Los padres deben ayudarle a desarrollar tolerancia hacia la frustración, esto es, no comprarle todo lo que quiera ni permitirle los berrinches para conseguir lo que desee. El hecho de que el niño no tenga demasiadas cosas, como juguetes de más o lo que sale al mercado día con día, le ayuda a manejar de manera adecuada su frustración. Algo muy favorable para el niño es expresar sus sentimientos y sus temores sin perder el control, y los padres deben promover habilidades para comunicarse adecuadamente; darle tiempo para ser escuchado sin ninguna crítica ayuda al niño a sentirse aceptado. Hay que enseñarle a decir "no" sin hacerle sentir que eso está mal y organizar o promover que conviva con otros niños en ambientes seguros y sin que los adultos los cuiden constantemente.

Encontrar el colegio adecuado para el niño es básico para su buen desarrollo y crecimiento. Esto es más importante que elegir el colegio por su alto nivel académico.

Los padres podemos ayudar a que nuestros hijos crezcan sanamente y con una buena autoestima.

BIBLIOGRAFÍA

Baker, Dan y Cameron Stauth, *Lo que sabe la gente feliz*, Urano, España, 2004.

Cane y Olvera, Suzanne, *El pequeño instructivo de cómo ser huevón sin fracasar en la vida*, Monarca Ediciones, México 2000.

Hellinger, Bert, *Órdenes del amor*, Herder, Barcelona, 2012.

Kepner, James I., *Proceso corporal*, Manual Moderno, México, 2002.

Lambert, Mary, *Cómo eliminar el desorden con el Feng Shui*, Paidós, México, 2003.

Lown, Alexander, *El amor, el sexo y la salud del corazón*, Herder, Barcelona, 2013.

Stora, Jean Benjamín, *El estrés*, Publicaciones Cruz, México, 2010.

Trianes, Ma. Victoria, *Estrés en la infancia, su prevención y tratamiento*, Nancea S. A. de Ediciones, Madrid, 2010.

www.unam.mx/rompan/ *"Riesgos infantiles y apremios paternos"*, Domínguez Trejo, Benjamín, 3 de marzo de 2006.

http://www.revistas.unam.mx/index.php/reu/issue/view/2316 Nivel de Estrés en Niños(as) de Primer Año de Primaria y Correlación con Alteraciones en su Conducta, Est. Nydia Loredo Martínez, Est. Diana Mejía Jiménez, Est. Nancy Jiménez Bautista, Mtra. Reyna Matus Miranda. Vol. 6, Núm. 4 (2009).

Esta obra se terminó de imprimir
en junio de 2015, en los Talleres de

IREMA, S.A. de C.V.
Oculistas No. 43, Col. Sifón
09400, Iztapalapa, D.F.